Stefanie Hellmann | Rosa Rößlein

Expertenstandard
Erhaltung und Förderung der Mobilität in der Pflege

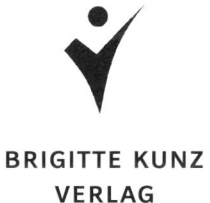

- Den Expertenstandard kennen & umsetzen
- Fachwissen & Praxis verknüpfen
- Für ambulante & stationäre Pflege

BRIGITTE KUNZ
VERLAG

Die Autorinnen:
Stefanie Hellmann Stefanie Hellmann ist Diplom-Pflegewirtin (FH), Dozentin, Heimleiterin und staatlich examinierte Altenpflegerin.

Rosa Rößlein ist Gerontologin (M.Sc.), Diplom-Pflegewirtin (FH), TQM-Auditorin, Mitarbeiterin beim MDK sowie Altenpflegerin und Gesundheits- und Krankenpflegerin.

Der Pflegebrief Newsletter – für die schnelle Information zwischendurch
Anmelden unter www.pflegen-online.de

Bibliografische Information der Deutschen Nationalbibliothek
Die Deutsche Nationalbibliothek verzeichnet diese Publikation in der Deutschen Nationalbibliografie; detaillierte bibliografische Daten sind im Internet über http://dnb.ddb.de abrufbar.

ISBN 978-3-89993-829-6 (Print)
ISBN 978-3-8426-8695-3 (PDF)

© 2016 Schlütersche Verlagsgesellschaft mbH & Co. KG,
        Hans-Böckler-Allee 7, 30173 Hannover

Reihengestaltung: Groothuis, Lohfert, Consorten, Hamburg
Satz: PER Medien & Marketing GmbH, Braunschweig
Druck und Bindung: Silber Druck oHG, Niestetal

INHALT

Vorwort 5

1   **Mobilität – warum sie so wichtig ist** 8

2   **Qualitätsprüfungs-Richtlinien, Transparenzkriterien und die Erhaltung und Förderung der Mobilität in der Pflege** . . 13

3   **Der Expertenstandard in der praktischen Pflege** 16
3.1   Die Mobilität einschätzen 16
3.2   Maßnahmen planen und koordinieren 24
3.3   Der individuelle Maßnahmenplan zur Erhaltung und Förderung der Mobilität 27
3.4   Die Maßnahmen sind umgesetzt und wirken sich positiv auf den Betroffenen aus 31
3.5   Die Evaluation der vereinbarten Maßnahmen 35

4   **Pflegeplanung konkret – so geht's** 38
4.1   Die systematische Erfassung und Analyse der individuellen Situation 38
4.2   Formulieren im PESR-Schema 39

5   **Die Strukturierte Informationssammlung (SIS)** 41
5.1   Die Entbürokratisierung der Pflegedokumentation 41
5.2   Aufbau der SIS 42
5.3   Die SIS in der Praxis 47

6   **Formulierungshilfen zur Erhaltung und Förderung der Mobilität** 53
6.1   Formulierungshilfen bei Problemen 53
6.2   Formulierungshilfen bei den Ressourcen 55
6.3   Formulierungshilfen für Ziele 56
6.4   Formulierungshilfen für Maßnahmen 57

7   Formulierungshilfen für die Pflegeplanung   59

7.1   Frau K. möchte gern besser und mehr gehen können   60

7.2   Herr P. möchte auch weiterhin gehen können   61

7.3   Frau G. möchte weiterhin mit dem Rollator gehen   62

7.4   Herr R. möchte nicht noch immobiler werden   63

7.5   Mutter und Tochter sind unsicher in Fragen der Mobilität . . .   64

7.6   Herr S. will das Alter und die Einschränkungen eher
       akzeptieren als Hilfe zu suchen   65

Literatur   66

Register   68

VORWORT

Mobilität ist für alle Menschen eine grundlegende Voraussetzung, um selbstständig zu sein und am sozialen Leben teilzunehmen. Mobilität beeinflusst unsere individuelle Lebensqualität und unser subjektiv empfundenes Wohlbefinden.

Andersherum gilt: Bewegungsarmut und Mobilitätseinschränkungen gehören zu den bedeutendsten Risikofaktoren für schwere Gesundheitsprobleme. Gemeinsam mit kognitiven Einschränkungen führen sie oft zu einer Pflegebedürftigkeit. Aber auch Pflegebedürftigkeit an sich führt häufig zu Mobilitätseinbußen. Insofern ist die Erhaltung und Förderung der Mobilität ein zentrales Ziel in der professionellen Pflege.[1]

Konkret ist es Aufgabe der Pflegekräfte, rechtzeitig festzustellen, welche Einschränkungen, Ressourcen und Umgebungsfaktoren die individuelle Mobilität eines Betroffenen kennzeichnen. Die Pflegefachkraft muss erkennen, welche Möglichkeiten geeignet sind, um bestehende Ressourcen zu erhalten oder zu verbessern. Das Instrument, das die Pflegekraft dazu anwenden muss, ist eine zielgerichtete und regelmäßige Einschätzung des Mobilitätsstatus.[2] Das hat Konsequenzen, wie auch der MDS erkannt hat: »Gleichwohl stellen Maßnahmen zur Erhaltung und zur Förderung der Mobilität die Pflegefachkräfte vor eine große Herausforderung. Das Thema ist zwar Bestandteil der Ausbildung, aber die komplexen Anforderungen der Versorgungspraxis verlangen mehr als die berufliche Qualifizierung allein derzeit leistet. Dazu gehören spezifische Kenntnisse der Faktoren, die auf die Mobilität Einfluss nehmen, aber auch eine ausgereifte Kompetenz zur Einschätzung komplexer pflegerischer Sachverhalte und nicht zuletzt das Wissen um die eigenen fachlichen Grenzen bzw. die Notwendigkeit, bei Bedarf andere Berufsgruppen miteinzubeziehen.«[3]

[1] Vgl. Deutsches Netzwerk für Qualitätsentwicklung in der Pflege (DNQP) (2014). Expertenstandard nach § 113a SGB XI Erhaltung und Förderung der Mobilität in der Pflege. Abschlussbericht 13. Juni 2014. Osnabrück: Hochschule Osnabrück. Im Internet: www.mds-ev.de/media/pdf/Expertenstandard_Mobilitaet_Abschlussbericht_Entwurf_Juni_2014.pdf, S. 20 [Zugriff am 01.05.2015]
[2] Vgl. DNQP 2014, S. 24
[3] Hochschule Osnabrück & Deutsches Netzwerk für Qualitätsentwicklung in der Pflege (DNQP) (2014). Arbeitsunterlagen zur Fachkonferenz zum Expertenstandard nach § 113 a SGB XI, Thema: Erhaltung und Förderung der Mobilität in der Pflege. Osnabrück, S. 18 [Zugriff am 31.08.2015]

Pflege und Kooperation

Wie kaum ein zweiter Expertenstandard legt dieser höchsten Wert auf die Kooperation zwischen den Pflegekräften und anderen Berufsgruppen. Es geht auch darum, dass aus der Pflege heraus Impulse gegeben werden, die dem Pflegebedürftigen ein Plus an Lebensqualität ermöglichen.

Es ist Aufgabe der Pflegekräfte, die Betroffenen und ihre Angehörigen zu informieren, zu beraten und zu schulen. Ebenso wichtig ist eine motivierende und mobilitätsfördernde Umgebungsgestaltung, sowie letztlich die Koordination zielgerichteter, die Eigenaktivität fördernder Maßnahmen – Dieser umfassende Ansatz soll die Mobilität des Pflegebedürftigen erhalten und fördern.[4]

Handwerkszeug »Pflegedokumentation«

Die Pflegedokumentation ist in diesem Kontext ein Handwerkzeug. In ihr beschreiben die Pflegekräfte die Schritte dieser Prozesse nachvollziehbar und dokumentieren sie.

Vor dem Hintergrund der externen und internen Qualitätssicherung in der Pflege steigt der Anspruch an die Pflegekräfte, dass die durchgeführten Pflegeleistungen nachvollziehbar, auf Basis der neuesten wissenschaftlichen Erkenntnisse, durchgeführt werden.

Wie können Pflegekräfte diesen Ansprüchen gerecht werden? Wir haben eine Reihe von konkreten Vorschlägen, Formulierungshilfen und Möglichkeiten der pflegefachlichen Unterstützung zusammengefasst. Außerdem gehen wir auf die entbürokratisierte Pflegedokumentation – konkret die Strukturierte Informationssammlung (SIS) – ein. Wir sind davon überzeugt, dass sie mit dieser schlanken Form der Dokumentation Ihre fachliche Kompetenz im Rahmen des Pflegeprozesses künftig besser einbringen können.

---

4 Vgl. DNQP 2014, S. 24

Selbstverständlich sind alle Formulierungshilfen für die Pflegeplanung nur Beispiele, die auf die individuelle Situation eines Pflegebedürftigen angepasst werden müssen.

Aktuelles Wissen – konkret aufbereitet

Wir verbinden den Expertenstandard Erhaltung und Förderung der Mobilität in der Pflege mit

- Impulsen für die Mobilitätsförderung,
- einer Übersicht über die Transparenzkriterien,
- der Strukturierten Informationssammlung (SIS)
- sowie Vorschlägen zu Formulierungen in der Pflegeplanung und -dokumentation

1 MOBILITÄT – WARUM SIE SO WICHTIG IST

Mobilität ist eine Grundvoraussetzung für eine unabhängige Lebensgestaltung. Mobilität erlaubt die Interaktion mit der Umwelt, verschafft Anreize und Impulse. Doch gerade Bewohner von stationären Langzeiteinrichtungen sind häufig von unterschiedlichen Mobilitätseinschränkungen betroffen. »Bei 60 Prozent der kognitiv beeinträchtigten Heimbewohner ist innerhalb eines halben Jahres damit zu rechnen, dass dauerhafte Bettlägerigkeit oder eine Mobilitätsverschlechterung auftreten.«[5] Ebenfalls bekannt ist, dass »bei mehr als 40 Prozent der vormals unbeeinträchtigten Heimbewohner innerhalb von 18 Monaten Mobilitätseinbußen auftreten.«[6] Es muss also auch ein Ziel einer professionellen Pflege sein, die Mobilität eines Pflegebedürftigen zu erhalten und nach Möglichkeit zu fördern.

Pflegerische Maßnahmen zur Erhaltung und Förderung der Mobilität fördern die selbstständige Lebensführung. Sie tragen auch zur Vermeidung von neuen Funktionseinschränkungen und Gesundheitsstörungen bei.[7] In diesem Sinne haben die pflegerischen Maßnahmen auch einen präventiven Charakter.

Schon jetzt dürfte klar sein, dass die Mobilitätserhaltung und -förderung eine höchst anspruchsvolle Aufgabe ist. Ohne konkrete, wiederholte Schulungen werden Pflegekräfte diese Aufgabe nicht leisten können. So viel Zeit wie der Erwerb der Kompetenz braucht, so viel Zeit wird für die konkrete Arbeit in Sachen Mobilität benötigt. Hier muss jede Einrichtung zeitliche Ressourcen ermöglichen. Es ist ein aufwändiges, aber lohnenswertes Ziel, die Mobilität auch im Alter zu erhalten bzw. zu fördern.

---

[5] Wingenfeld, K. zit. n. Schleper, H. (2014). Viele Heimbewohner büßen in den ersten Monaten an Mobilität ein. Im Internet: www.wiso.hs-osnabrueck.de/2763+M5658dcf38f2.html [Zugriff am 31.08.2015]

[6] Ebd.

[7] Vgl. DNQP 2014, S. 20

Mobilität im Alter

Auch im Alter ist Mobilität wichtig, denn erst sie ermöglicht ein umfassendes Wohlbefinden. Mobilitätseinbußen und kognitive Beeinträchtigungen sind zentrale Ursachen für gravierende Gesundheitsprobleme und Pflegebedürftigkeit.

Mobilität ist die grundlegende Voraussetzungen für

- Selbstständigkeit im Alltag und autonome Lebensgestaltung
- Soziales Leben/Teilhabe
- Lebensqualität und Wohlbefinden
- Gesundheitsförderung und Prävention von z. B.:
  - chronischen Erkrankungen
  - Dekubitus, Stürzen und deren Folgen, Pneumonie, Thrombose, Kontrakturen, Obstipation, etc.

Am 28. März 2014 wurde der vorläufige Entwurf des Expertenstandards »Erhaltung und Förderung der Mobilität in der Pflege« auf einer Fachkonferenz vorgestellt. Noch ist er nicht offiziell in Kraft getreten. Da wir aber davon ausgehen, dass er im Wesentlichen unverändert sein wird, wenn er offiziell verabschiedet wird, beziehen wir uns in diesem Buch auf den vorläufigen Entwurf. Im Übrigen sind wir der Meinung, dass sich vieles aus dem Expertenstandard bereits heute gut umsetzen lässt – für die Erhaltung und Förderung der Mobilität in der Pflege ist es vielleicht manchmal zu spät, zu früh aber auf keinen Fall! Im Expertenstandard werden drei verschiedene Maßnahmenbereiche (vgl. Abbildung 1) zur Erhaltung und Förderung der Mobilität unterschieden.

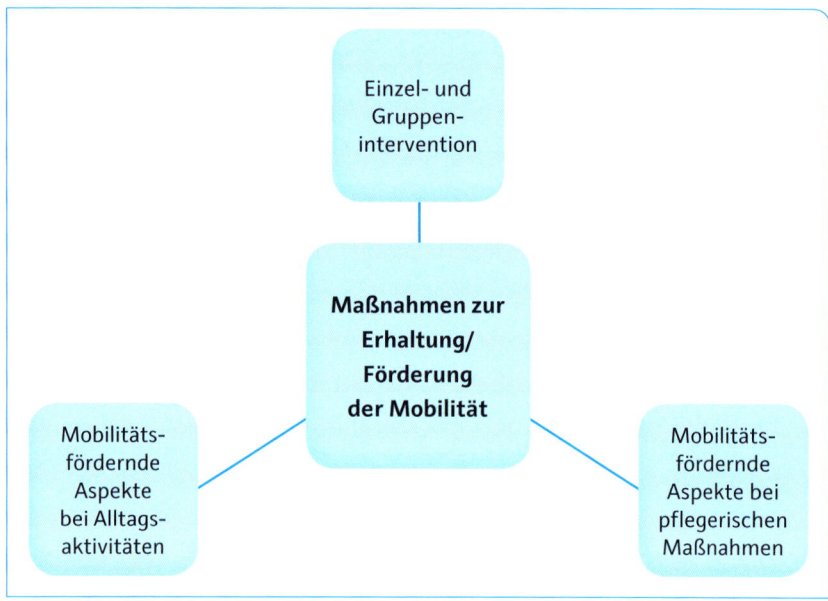

Abb. 1: Maßnahmen zur Erhaltung und Förderung der Mobilität.

Maßnahmen zur Verbesserung und Erhaltung der Mobilität sind auch Präventionsmaßnahmen, indem sie z. B. Sturz-, Kontraktur-, Thrombose-, Pneumonie-, Dekubitus- oder Obstipationsgefährdungen vorbeugen.[8]

Das Ziel, die Mobilität zu erhalten und zu fördern, steht nicht allein. Es ist verbunden mit der Vermeidung unterschiedlicher gesundheitlicher Risiken in der pflegerischen Versorgung. Wenn die Mobilitätsförderung im Versorgungsalltag fest integriert ist, lässt sich auch eine Verbesserung der Versorgungsqualität erreichen. Die Grundlage allen Handelns bildet die Orientierung der pflegerischen Handlungen an den Ressourcen der Pflegebedürftigen.[9]

---

[8] Ebd.
[9] Vgl. DNQP 2014, S. 22

Die Prinzipien der Erhaltung und Förderung der Mobilität

Es geht um Bedürfnisorientierung und Selbstbestimmung mit folgenden Faktoren:

- Individuelle Bewältigungsstrategien
- Motivation
- Einstellungen
- Gefühle und Werte
- Ressourcenförderung
- Integration der Maßnahmen in den Lebensalltag/sinnstiftende Maßnahmen
- Kompetenz/Haltung der Pflegenden und des Managements
- Bereitschaft zur Kooperation

Der Expertenstandard Erhaltung- und Förderung der Mobilität in der Pflege wendet sich an alle Pflegefachkräfte und Einrichtungen in der ambulanten, teilstationären und stationären Pflege. Bestandteile einer angemessenen Erhaltung- und Förderung der Mobilität in der Pflege sind laut Expertenstandard die Einschätzung des aktuellen Mobilitätsstatus, die Auswahl geeigneter Maßnahmen zur Mobilitätsförderung und -erhaltung, die Information, Beratung sowie die Anleitung der Betroffenen sowie außerdem die Durchführung und Evaluation der Maßnahmen.[10]

Die Schritte zur Erhaltung und Förderung der Mobilität

- Kriteriengeleitete Einschätzung des aktuellen Mobilitätsstatus
- Planung und Koordination von Maßnahmen zur Erhaltung und Förderung der Mobilität
- Information, Beratung und Anleitung
- Durchführen von Interventionen
- Evaluation der vereinbarten Maßnahmen

---

[10] Vgl. DNQP 2014, S. 24

Das Deutsche Netzwerk für Qualitätsentwicklung in der Pflege hat im Expertenstandard eine klare Definition zur »Mobilität« zugrunde gelegt.

Mobilität – eine Definition

»Mobilität [ist] die Eigenbewegung des Menschen mit dem Ziel, sich fortzubewegen oder eine Lageveränderung des Körpers vorzunehmen.

Dies beinhaltet konkret:
- den Lagewechsel im Liegen und Sitzen
- das Aufstehen
- das Umsetzen
- das Gehen mit und ohne Hilfen«*

* DNQP 2014, S. 20

Es sei an dieser Stelle erlaubt anzumerken, dass Mobilität nicht nur eine körperliche, sondern auch eine geistig-seelische Variante hat. Mobil zu sein, bedeutet nicht unbedingt, sich uneingeschränkt bewegen zu können. Mobil können auch durchaus bewegungseingeschränkte Menschen sein – wenn sich denn ihr Umfeld und ihre pflegerische Betreuung darauf einstellen.

2 QUALITÄTSPRÜFUNGS-RICHTLINIEN, TRANSPARENZKRITERIEN UND DIE ERHALTUNG UND FÖRDERUNG DER MOBILITÄT IN DER PFLEGE

Ambulante und stationäre Pflegeeinrichtungen werden durch den Medizinischen Dienst der Krankenversicherung (MDK) geprüft. Der GKV-Spitzenverband, die Sozialhilfeträger und die Vertreter der Leistungserbringer haben sich für eine Bewertungssystematik nach Noten entschieden. Grundlage dieser sogenannten Pflegenoten sind die Ergebnisse der Qualitätsprüfungen. Ausgangspunkte für die Schulnoten sind dabei die Transparenzkriterien, die in den Qualitätsprüfungs-Richtlinien (QPR) in unterschiedlichen Qualitätsbereichen zu finden sind. Jedes Kriterium wird mit Punkten auf einer Skala von 0 bis 10 bewertet. Pro Bereich wird aus diesen Punkten ein Mittelwert gebildet. Dieser ergibt eine bestimmte Note.

Bekanntermaßen sind die Ergebnisse aus der Qualitätsprüfung zur veröffentlichen (im Internet unter www.pflegenoten.de). Somit hat jeder interessierte Laie die Möglichkeit, einzelne Pflegeeinrichtungen hinsichtlich ihrer Pflegequalität zu vergleichen. Seit Jahren stehen die Pflegenoten jedoch in der Kritik und so verwundert es nicht, dass Karl-Josef Laumann, Patientenbeauftragter der Bundesregierung, vehement ihre Abschaffung fordert. Eine Forderung, die durchaus auf Zustimmung trifft: »Die heutigen Pflegenoten sind das Produkt eines unzureichenden gesetzlichen Rahmens, der klare Entscheidungen verhindert und faule Kompromisse befördert hat.«[11] Nach Laumann soll am 1. Januar 2016 ein Pflegequalitätsausschuss eingerichtet werden, der dann ein neues System zur Pflegetransparenz beschließen soll. Diese Arbeiten dürften – wenn sie denn überhaupt pünktlich in Gang gesetzt werden – eine gute Weile dauern.

Insofern zeigen wir Ihnen an dieser Stelle die zurzeit geltenden relevanten Transparenzkriterien, die Mindestangaben und die Informationsfragen.

Innerhalb der Qualitätsprüfungs-Richtlinien (QPR) für die ambulante und stationäre Pflege wird in den Prüfbereichen »Qualitätsmanagement« und »Prozess- und Ergebnisqualität beim Bewohner/Patient« auf die Exper-

---

[11] https://www.gkv-spitzenverband.de/presse/pressemitteilungen_und_statements/pressemitteilung_240896.jsp [Zugriff am 31.8.2015]

tenstandards des DNQP sowie auf die Dokumentationsgrundlagen eingegangen. Die folgenden Tabellen zeigen Ihnen die für die Mobilitätsförderung in der Pflege relevanten Fragen. Hier sehen Sie auch bereits, was Sie beschreiben bzw. formulieren müssen.

Tabelle 1: Bereich Pflege und medizinische Versorgung (Auszug aus der QPR stationär)

T-Frage	Kapitel der QPR	Bereich der QPR	Pflege und medizinische Versorgung
	11.1	Mobilität	Pflegebedürftigen angetroffen: a. ☐ liegend ☐ sitzend ☐ stehend b. ☐ Tageskleidung ☐ Nachtwäsche
	11.2	Mobilität	Bewegungsfähigkeit eingeschränkt ☐ ja ☐ nein Beschreibung a. Bewegungsfähigkeit obere Extremitäten (inklusive Paresen, Kontrakturen) b. Bewegungsfähigkeit untere Extremitäten c. Lageveränderung im Bett d. Aufstehen e. Sitzen/Lageveränderung im Sitzen f. Stehen g. Gehen Wichtig: Zu beschreiben sind Einschränkungen zur Bewegungsfähigkeit sowie ggf. notwendige Hilfen, ebenso sind Hilfsmittel zur Mobilisation, Lagerung und erforderliche personelle Hilfen darzustellen. Bei den Angaben zur Bewegungsfähigkeit der unteren sowie oberen Extremitäten sind Angaben notwendig, ob die Bewegungen aktiv, passiv oder unterstützt durchgeführt werden können.

Tabelle 2: Bereich pflegerische Leistungen (Auszug aus der QPR ambulant)

T-Frage	Kapitel der QPR	Bereich der QPR	Pflegerische Leistungen
	11.1	Mobilität	Pflegebedürftigen angetroffen: a. ☐ liegend ☐ sitzend ☐ stehend b. ☐ Tageskleidung ☐ Nachtwäsche
	11.2	Mobilität	Bewegungsfähigkeit eingeschränkt ☐ ja ☐ nein Beschreibung a. Bewegungsfähigkeit obere Extremitäten (inklusive Paresen, Kontrakturen) b. Bewegungsfähigkeit untere Extremitäten c. Lageveränderung im Bett d. Aufstehen e. Sitzen f. Stehen g. Gehen Wichtig: Zu beschreiben sind Einschränkungen zur Bewegungsfähigkeit sowie ggf. notwendige Hilfen, ebenso sind Hilfsmittel zur Mobilisation, Lagerung und erforderliche personelle Hilfen darzustellen. Auch ist die selbstständige Veränderung der Sitzposition zu beachten.
14	11.3	Mobilität	Werden die vereinbarten Leistungen zur Mobilität und deren Entwicklung nachvollziehbar durchgeführt? ☐ ja ☐ nein Die Frage ist mit »ja« zu beantworten, wenn bei pflegebedürftigen Menschen, mit denen Leistungen zur Mobilität vereinbart wurden, diese Leistungen vereinbarungsgemäß durchgeführt und nachvollziehbar in der Pflegedokumentation dokumentiert wurden. Hinweis: Die Frage bezieht sich auf alle Leistungen, die Verrichtungen zur Mobilität beinhalten.

3 DER EXPERTENSTANDARD IN DER PRAKTISCHEN PFLEGE

Das oberste Ziel des Expertenstandards ist es, dass jeder pflegebedürftige Mensch eine pflegerische Unterstützung erhält, die zur Erhaltung und/oder zur Förderung seiner Mobilität beiträgt. Wir zeigen Ihnen nun die fünf Ebenen des Expertenstandards und verknüpfen sie mit den Fragen der ambulanten bzw. stationären Qualitätsprüfungs-Richtlinien. So ergibt sich ein umfassendes Bild dessen, was von Ihnen gefordert wird, wenn es um die Erhaltung und Förderung der Mobilität geht.

3.1 Die Mobilität einschätzen

In der ersten Ebene wird vorausgesetzt, dass Sie als Pflegefachkraft die Mobilität eines Pflegebedürftigen systematisch einschätzen können. Sie sollen die Gründe für Beeinträchtigungen kennen sowie jene Umgebungsmerkmale, die für eine Mobilität wichtig sind. Deshalb steht am Beginn des pflegerischen Auftrags Ihre pflegefachliche Einschätzung, welche Probleme, Wünsche und Ressourcen bei einem Pflegebedürftigen hinsichtlich der Mobilität vorliegen.[12] Übrigens: In beiden Qualitätsprüfungs-Richtlinien (Kapitel 11.1/11.2 stationär bzw. 11.1/11.2 ambulant) wird der MDK-Prüfer aufgefordert, auf Grundlage der vorliegenden Informationen, die Einschränkungen in der Bewegungsfähigkeit und die ggf. erforderlichen Hilfen zu beschreiben.

---

[12] Vgl. DNQP 2014, S. 26

Die systematische Einschätzung

Das müssen Sie wissen:
- Es gibt keine Identifikation von Risikogruppen, denn alle pflegebedürftigen Menschen haben ein Risiko
- Es gibt keine Empfehlung zur Auswahl eines bestimmten standardisierten Einschätzungsinstruments

Stattdessen müssen Sie das leisten:
- Systematische Einschätzung mittels »kriteriengeleiteter Faktoren«
- Wiederholung der Einschätzung, ohne zeitlichen Vorgaben, aber in individuell festzulegenden Abständen und bei Veränderungen der Mobilität
- Ziel: Verlauf der Mobilität soll sichtbar werden

Das systematische Vorgehen zur Mobilitätseinschätzung umfasst nach dem Expertenstandard mehrere Aspekte (vgl. Abbildung 2).

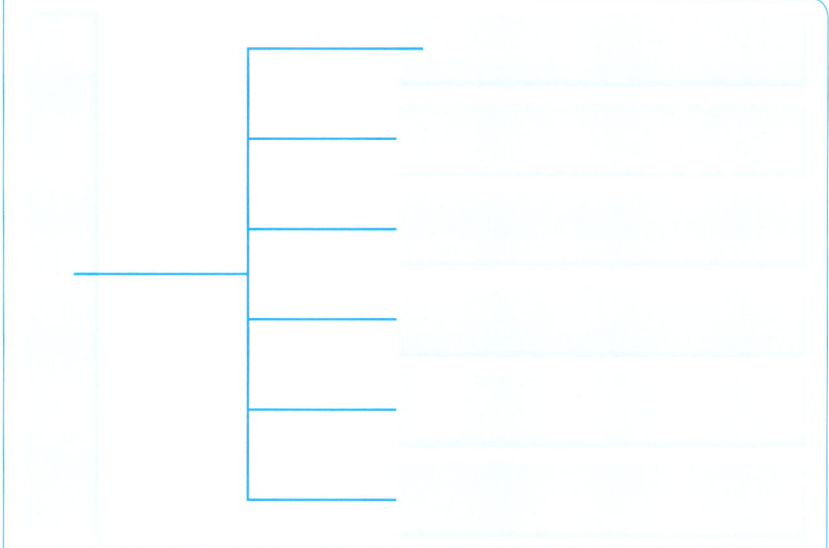

Abb. 2: Aspekte der kriteriengeleiteten Einschätzung.

Die einzelnen Aspekte beinhalten folgende Unterpunkte:

Aktueller Status der Mobilität:
- Selbstständiger Lagewechsel in liegender Position
- Selbstständiges Halten einer aufrechten Sitzposition
- Selbstständiger Transfer (aufstehen, sich hinsetzen, sich umsetzen)
- Selbstständige Fortbewegung über kurze Strecken (Wohnräume)
- Selbstständiges Treppensteigen

Früherer Status der Mobilität:
- Darstellung von Veränderung in der Mobilität
- Einbeziehung von biografischen Aspekten (Lebensgewohnheiten mit Mobilitätsbezug)
- Aussagen zum Abbau von Fähigkeiten im Bereich der Mobilität

Weitere mobilitätsbeeinflussende Einflussfaktoren:
- Individuelle körperliche Beeinträchtigungen und Ressourcen z.B. Schmerzen, Adipositas
- Individuelle kognitive und psychische Beeinträchtigungen und Ressourcen z.B. Auswirkungen von Psychopharmaka, motorische Unruhe bei Menschen mit Demenz
- Merkmale der materiellen und sozialen Umgebung z.B. Nutzung von Hilfsmitteln, Beschaffenheit der räumlichen Umgebung und Einbeziehen von Bezugspersonen
- Erkrankungen und aktuell durchgeführte therapeutische Maßnahmen z.B. Überprüfung der Medikamente auf Nebenwirkungen[13]

Zwar wird kein Einschätzungsinstrument mehr empfohlen. Das heißt aber nicht, dass diese Instrumente nicht mehr zum Einsatz kommen. Instrumente zur Einschätzung von Balance und Standsicherheit, Gehgeschwindigkeit (z.B. FIM, RAI®, Barthelindex oder TUG) sind dann sinnvoll, wenn es z.B. um Veränderungen in der Mobilität geht.

Im Rahmen der Mobilitätseinschätzung müssen Sie die kennzeichnenden Merkmale der Versorgungssituation einbeziehen, da sich daraus Schwerpunkte der Einschätzung ableiten lassen.

---

13 Vgl. ebd.

Drei mögliche Konstellationen für Bewegungseinschränkungen

1. Weitgehende Immobilität (nicht gleichzusetzen mit vollständiger Immobilität im Bett)
- Innerhalb verschiedener Positionen (Rücken-, Seite-, Schräg- und Sitzposition) gibt es Möglichkeiten, einen Rest von Mobilität zu erhalten/anzuregen.
- Zu identifizieren sind Bewegungen
  – die selbstständig ausgeführt werden;
  – die unterstützt bzw. angeleitet werden;
  – noch bestehende Mikrobewegungen.

2. Teilmobilität außerhalb des Bettes (das ist der Schwerpunkt der Einschätzung!)
- Transfer, Balance, Rumpfkontrolle, Stehen, Standsicherheit und Gehfähigkeit
- Teilaspekte für den Aufenthalt außerhalb des Bettes sind Kraftreserven, Energie und Motivation

3. Mobilität außerhalb des Bettes (ebenfalls Schwerpunkte der Einschätzung)
- Selbstständiger Transfer, aktiver Rollstuhlfahrer, Nutzung von Gehhilfen, Gehen in den Wohnräumen und Ausdauer
- Darstellung von Umgebungsfaktoren:
  – mögliche Gefährdungen, wie z.B. Teppiche, Gegenstände unter Kniehöhe, Schwellen oder kontrastarme Gegenstände
  – unterstützende Faktoren, wie z.B. Haltegriffe, Licht, Handläufe*

* Vgl. DNQP 2014, S. 27 f.

Am Ende der Einschätzung sollten Sie über folgende Ergebnisse verfügen:
- Früherer und aktueller Status der Mobilität
- Physische, psychische sowie kognitive Beeinträchtigungen, die sich ungünstig auf Maßnahmen zur Erhaltung und Förderung von Mobilität auswirken können
- Physische, psychische sowie kognitive Ressourcen, die sich günstig auf Maßnahmen zur Erhaltung und Förderung von Mobilität auswirken können

- Umgebungsfaktoren und ihre Wirkung auf die Mobilität (fördernd/hemmend)
- Besonderheiten wie wichtige krankheits- und therapiebedingte Einflüsse oder individuelle Risiken für einen (weiteren) Mobilitätsverlust
- Möglicher Beratungsbedarf des Pflegebedürftigen und seiner Angehörigen

Sie sollten auch Ansatzpunkte zur Mobilitätsförderung auf Basis der Einschätzung nennen können, z. B. Darstellung der Fähigkeiten, die zielgerichtet trainiert werden könnten, Umgebungsanpassung, Empfehlung zu Hilfsmitteleinsatz.[14]

Integration der vorhandenen Daten

Prüfen Sie die vorhandenen Informationen auf folgende Inhalte:
- Welche Daten wurden bereits zur Mobilität (z. B. im Kontext von Sturzrisiko, Kontrakturrisiko, Dekubitusrisiko) erhoben?
- Welche speziellen und allgemeinen Bewegungsangebote werden vorgehalten?
- Wurden der Betroffene bzw. seine Angehörigen bereits zu Mobilität bzw. Risikofaktoren beraten?
- Werden Hilfsmittel genutzt bzw. sind diese vorhanden?
- Gibt es umgebungsbezogene Einflussfaktoren auf die Mobilität?

Diese Daten müssen Sie nun noch in Ihre Einschätzung integrieren.

»Es gibt zahlreiche inhaltliche Bezüge zur Einschätzung weiterer Risiken, wie der Sturz-, der Dekubitus- oder der Kontrakturgefahr. Diese inhaltlichen Bezüge müssen genutzt werden, um Doppeleinschätzungen zu vermeiden. Zu empfehlen ist, alle in der Einrichtung vorhandenen Einschätzungsinstrumente zu sichten und gegebenenfalls um die in der Einschätzung benannten Aspekte zu ergänzen.«[15]

---

14 Vgl. DNQP 2014, S. 29
15 Berger, B. & Hennigs, D. (2014). Mehr Mut zur Bewegung. In: Heilberufe/Das Pflegemagazin 2014; 66, S. 13

Tabelle 3: Formular zur Mobilitätseinschätzung

Name: *Weiß* Vorname: *Herbert*		geb. *11.06.1938*
Aktueller Status der Mobilität	**Datum: 12.09.2015**	**Datum:**
Selbstständiger Lagewechsel in liegender Position möglich? ☒ ja ☐ nein Selbstständiges Halten einer aufrechten Sitzposition möglich? ☒ ja ☐ nein Selbstständiger Transfer (aufstehen, sich hinsetzen, sich umsetzen) möglich? ☐ ja ☒ nein Selbstständige Fortbewegung über kurze Strecken (Wohnräume) möglich? ☐ ja ☒ nein Selbstständiges Treppensteigen möglich? ☐ ja ☒ nein	Bemerkung: *Herr Weiß benötigt Hilfe beim Stehen, Gehen und den Transfers. Herr Weiß kann mithilfe der Pflegekraft und seinem Rollator im Zimmer gehen. Weite Strecken traut er sich aber allein nicht zu.* *Kleinschrittiges, nach vorn gebeugtes, unsicher wirkendes Gangbild*	Bemerkung:
Früherer Status der Mobilität → **Fokus: Darstellung der Veränderungen im Zeitverlauf**		
Wie hat sich die Mobilität verändert?	Bemerkung: *Unsicherheit beim Gehen. Verringerung der Gehstrecke. Nach seinen Hüftoperationen ist Herr Weiß immer weniger gelaufen. Meist aus Unsicherheit.*	
Lebensgewohnheiten mit Mobilitätsbezug und Aspekte der Motivation:	Bemerkung: *Früher ist er viel gelaufen, hat täglich lange Spaziergänge gemacht. Ging täglich zum Einkaufen zum Markt.*	
Aussagen zum Abbau von Fähigkeiten, die zum jetzigen Mobilitätsstatus führten:	Bemerkung: *Herr Weiß sagt, dass seine Mobilität seit der Hüftoperation nachgelassen hat.*	

Aktueller Status der Mobilität	Datum: 12.09.2015	Datum:
Einflussfaktoren auf die individuelle Mobilität		
Gibt es individuelle körperliche Ressourcen? ☒ ja ☐ nein Gibt es individuelle körperliche Beeinträchtigungen? ☒ ja ☐ nein	Bemerkung: *Kann mit Hilfe gehen und stehen.* *Polyarthrose in den großen Gelenken. Z. n. Hüftoperation beidseits. Zeitweise Schmerzen in den Kniegelenken.*	Bemerkung:
Gibt es individuelle kognitive und psychische Ressourcen? ☒ ja ☐ nein Gibt es individuelle kognitive und psychische Beeinträchtigungen? ☐ ja ☒ nein	Bemerkung: *Zu allen Qualitäten orientiert. Geistig rege und motiviert. Ist gerne in Gesellschaft.*	Bemerkung:
Merkmale der materiellen und sozialen Umgebung Nutzung von Hilfsmitteln? ☒ ja ☐ nein Mobilitätsfördernde Wohnsituation? ☒ ja ☐ nein Mobilitätshemmende Wohnsituation? ☐ ja ☒ nein Unterstützung bei der Mobilität durch z. B. Bezugspersonen? ☒ ja ☐ nein	Bemerkung: *Rollator* *Barrierefreiheit in der Einrichtung* *Pflegekraft, Krankengymnastik*	Bemerkung:
Liegen Erkrankungen vor? ☒ ja ☐ nein Werden aktuell therapeutische Maßnahmen durchgeführt? (z. B. pflegerische Bewegungskonzepte, Krankheiten, physiotherapeutische Maßnahmen, Medikamente) ☒ ja ☐ nein	*Herzinsuffizienz, Polyarthrose in den großen Gelenken. Z. n. Hüftoperation beidseits.* *Diabetes Mellitus* *Krankengymnastik, Schmerzmittel, nimmt an Aktivitäten teil wie z. B. Gymnastik, Sturzprävention*	

Aktueller Status der Mobilität	Datum: 12.09.2015	Datum:
Kennzeichnende Merkmale der Versorgungssituation **Fokus:** Identifikation von Bewegungen, die selbst, unterstützt/angeleitet werden können, Mikrobewegungen		
Weitgehende Immobilität Gibt es innerhalb verschiedener Positionen (Rücken-, Seite-, Schräg- und Sitzposition Möglichkeiten, die Restmobilität zu erhalten/anzuregen?	Bemerkung: *Herr Weiß kann selbstständig Positionswechsel durchführen.*	Bemerkung:
Teilmobilität außerhalb des Bettes Schwerpunkte der Einschätzung: z.B. Transfer, Balance, Rumpfkontrolle, Stehen, Standsicherheit, Gehfähigkeit	*Herr Weiß kann mit Hilfe gehen und stehen. Allein fühlt er sich unsicher.*	
Mobilität außerhalb des Bettes Schwerpunkte der Einschätzung: z.B. Transfer, aktiver Rollstuhlfahrer, Nutzung von Gehhilfen, Ausdauer **Umgebungsfaktoren:** Mögliche Gefährdungen (z.B. Teppiche, Gegenstände unter Kniehöhe, Schwellen) ☐ ja ☒ nein Unterstützende Faktoren (z.B. Haltegriffe, Licht, Handläufe): ☒ ja ☐ nein	*Herr Weiß kann mit Hilfe und Rollator im Zimmer gehen. Lange Gehstrecken strengen ihn an.*	

Pflegefachliche Einschätzung der Mobilität
Keine Dekubitusgefahr, da Herr Weiß Positionswechsel im Liegen und Sitzen selbstständig ausführen kann. Aufgrund seiner kleinschrittigen, nach vorn gebeugten Körperhaltung und der Unsicherheit beim Gehen liegt eine Sturzgefährdung vor. Herr Weiß ist sehr motiviert, wieder allein gehen zu können.

Ansatzpunkte für die zur Mobilitätsförderung und -erhaltung: ☒ ja ☐ nein

Krankengymnastik 2x die Woche, Teilnahme an Aktivitäten wie Gymnastik, Sturzprävention, Integration von Bewegungsübungen bei der Körperpflege und Transfers.

Beratungsbedarf: ☒ Bewohner/Klient ☐ Angehörige/Betreuer ☐ ja ☐ nein

Beratungsinhalte: *Mobilitätsfördernde Maßnahmen (Integration von Bewegungsübungen in den Alltag), Kenntnis der Angebote in der Einrichtung, Thematisierung von Ängsten, z.B. vor Stürzen, Bedeutung der Bewegung zum Erhalt der Selbstständigkeit.*

Wiederholungsintervall: *jedes halbe Jahr oder bei Bedarf*

Ort, Datum: *Nürnberg, 12.09.2015*   **Unterschrift:** *Stefanie Hellmann*

3.2   Maßnahmen planen und koordinieren

In der zweiten Ebene des Expertenstandards wird vorausgesetzt, dass Sie als Pflegefachkraft über die Kompetenz zur Planung und Koordination von Maßnahmen zur Erhaltung und Förderung der Mobilität verfügen. Der Einrichtungsträger stellt seinerseits sicher, dass diese Maßnahmen Bestandteile des internen Qualitätsmanagement sind.

3.2.1   Ihre Aufgaben als Pflegefachkraft

Als Pflegefachkraft wissen Sie, dass bei jedem pflegebedürftigen Menschen das Bedürfnis nach Mobilität unterschiedlich ausgeprägt ist. Ihnen ist auch klar, dass der von Ihnen ermittelte Bedarf zur Erhaltung und Förderung der Mobilität vielleicht nicht mit dem Bedürfnis des Betroffenen nach Mobilität übereinstimmt. Diese Erkenntnis ist der Beginn eines Prozesses, genauer gesagt: eines Aushandlungsprozess zwischen Ihnen als Pflegefachkraft und dem Betroffenen. Ihr Ziel wird es herbei sein, den pflegebedürftigen Mensch individuell und seinem Bedürfnis entsprechend zur Mobilität zu ermutigen. Die mobilitätsfördernden Maßnahmen sollen Bestandteil des Alltags sein und regelmäßig durchgeführt werden.[16]

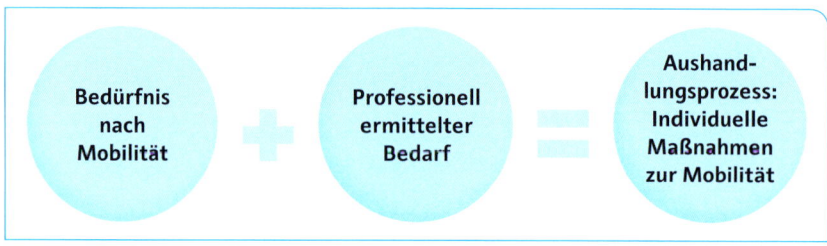

Abb. 3: Das Spannungsfeld der Mobilitätsförderung.

Im Spannungsfeld zwischen Bedarf und Bedürfnis sollen Sie eine kontinuierliche mobilitätserhaltende und -fördernde Pflege sicherstellen. Dabei sind Sie aber nicht allein. Gefragt ist hier Ihre Kooperation mit anderen Berufsgruppen (Physiotherapeut, Ergotherapeut, Betreuungskräften). Sie aber sind es, die als Pflegefachkraft für die Dokumentation und Integration der

---

[16] Vgl. ebd.

Maßnahmen in die Pflege zuständig ist. Sie müssen zielgruppenspezifische Angebote (Einzel- und Gruppenangebote) sowohl in Ihrer Einrichtung als auch – im ambulanten Bereich – im Umfeld des Pflegebedürftigen kennen und einsetzen.

Aspekte einer individuellen Maßnahmenplanung

- Auf Basis der systematischen Einschätzung wird, gemeinsam mit dem Betroffenen und Angehörigen, entschieden ob Einzel- oder Gruppenangebote geplant werden.
- Wünsche und Vorlieben des Betroffenen werden berücksichtigt.
- Die Motivation zur Bewegung im Alltag (z. B. Besuch der Kirche, Kaffee oder des Seniorenkreises) wird gefördert.
- Es erfolgt die Koordination und Strukturierung der Zusammenarbeit mit anderen Berufsgruppen (z. B. Physiotherapeut, Ergotherapeut, Arzt, Apotheker) in unterschiedlichen Bereichen:
  - gemeinsame Maßnahmenplanung
  - Anleitung von Pflegenden/Angehörigen zu Transfertechniken
  - Einsatz von Hilfsmitteln
  - Schulung des Betroffenen/Angehörigen, z. B. zur richtigen Unterstützung beim Gehen
  - Neben- und Wechselwirkungen von Medikamenten erklären
- Sicherstellung der Kontinuität der Mobilitätsförderung:
  - Verteilung der Angebote über den Tag (Vermeidung von Überforderung)
  - Wiederaufnahme der Maßnahmen, z. B. nach Krankheit
  - Motivation des Betroffenen
  - Bei Verschlechterung der Mobilität z. B. Kontaktaufnahme mit dem Arzt
- Kooperation mit externen Anbietern fördern:
  - Motivation, Angebote zur Bewegungsförderung außerhalb der Wohnung/Einrichtung anzunehmen
  - Koordination der Beförderung/Begleitung zu den Angeboten
- Fallbesprechungen, z. B. bei Ablehnung von Maßnahmen oder Verschlechterung des Allgemeinzustands

3.2.2   Aufgaben der Einrichtung

Die Einrichtung soll gewährleisten, dass Maßnahmen zur Erhaltung und Förderung der Mobilität fester Bestandteil des internen Qualitätsmanagements sind. Konkret sollten Aussagen zur Erhaltung und Förderung der Mobilität in einem Qualitätsmanagementhandbuch oder einem Konzept dargelegt werden. Die Einrichtung sorgt ebenso dafür, dass alle an der Versorgung Beteiligten über das vereinbarte Vorgehen (Konzept) informiert sind. Ferner sind personelle, materielle, räumliche Ressourcen zur Verfügung zu stellen.

Beispielhafte Aussagen im Qualitätsmanagementhandbuch/ Konzept

- Bedeutung der Erhaltung und Förderung der Mobilität in der Einrichtung
- Einrichtungsspezifische Vorgehensweisen, wie z. B. Einschätzung, Dokumentation, Verlaufsbeobachtung und Evaluation
- Angebote zur Erhaltung und Förderung der Mobilität, wie z. B. Einzel- und Gruppenmaßnahmen oder spezifischen Angeboten
- Vorgehensweise bei Information, Beratung und Schulung:
  - von pflegebedürftigen Menschen und ihren Angehörigen
  - von Ehrenamtlichen
- Zielgruppenspezifische Weiterbildungs- und Schulungsmaßnahmen
- Kooperation mit Therapeuten, Ärzten, Sanitätshäusern, Sportvereinen, Kirchengemeinden, Ehrenamtlichen und anderen
- Einsatz von Hilfsmitteln (Ziel ist Bewegungsförderung)
- Kompetenzen und Aufgaben sowie Verantwortung der an der Versorgung Beteiligten
- Mobilitätsfördernde Umgebungsgestaltung (stationär/ambulant), z. B. angemessene Lichtverhältnisse, Sitzmöbel im Gangbereich
- Bedarfsbezogene Fallbesprechungen zur Mobilitätsförderung und zum Mobilitätserhalt mit dem Ziel, Maßnahmen abzustimmen*

---

*   Vgl. DNQP 2014, S. 31

3.3 Der individuelle Maßnahmenplan zur Erhaltung und Förderung der Mobilität

In der dritten Ebene des Expertenstandards geht es darum, die pflegebedürftigen Menschen, ggf. auch ihre Angehörigen, über die Bedeutung von Mobilität für die Gesundheit und den Erhalt von Selbstständigkeit zu informieren und sie durch Beratung und Anleitung zu unterstützen. Die entsprechenden Maßnahmen zur Erhaltung und Förderung der Mobilität sollen möglichst in den Lebensalltag integriert werden.

Als Pflegefachkraft gehört all dies zu ihren Aufgaben. Die Voraussetzung ist natürlich, dass Sie über entsprechende Kompetenzen und Wissen verfügen. Information, Beratung und Anleitung sind durch verschiedene Vorgehensweisen bzw. Zielsetzungen gekennzeichnet (siehe Tabelle 4).

Tabelle 4: Information, Beratung, Anleitung (vgl. DNQP 2014, S. 33 f.; Berger et al. 2014, S. 11)

Information	Beratung	Anleitung
Ziele: • Übermittlung von Fakten und Einschätzungen im Gespräch • Erweiterung des Kenntnisstandes	Ziele: • Ressourcenorientiert Eigenverantwortlichkeit und Entscheidungsfähigkeit stärken • Im Dialog Entscheidungsprozesse unterstützen	Ziele: • Praktische Handlungen unterstützend begleiten
• Auswirkungen der Immobilität • Angebote in der Einrichtung • Einschätzung der Situation durch die Pflegefachkraft	• Stärkung der Handlungskompetenz in Bezug auf den Erhalt und die Förderung der Mobilität	• Handlungen werden verbal und durch Vorführen unterstützt, z.B. Transfers, Umgang mit Hilfsmitteln • Unterstützung beim Erlernen oder dem eigenständigen Durchführen von Handlungen

Professionelle Pflegefachkräfte müssen z.B. wissen, wie Beratungsgespräche oder Anleitungen gestaltet und durchgeführt werden. Folglich benötigen die Pflegefachkraft umfassendes Fachwissen in den Bereichen Mobilität und Mobilitätsförderung.

Wissen der Pflegefachkraft

- Bedeutung der Mobilität für die Gesundheit und dem Erhalt von Selbstständigkeit
- Einflussfaktoren auf die Mobilität, wie z. B.:
  - physische, psychische und kognitive Ressourcen bzw. Einschränkungen
  - Einflüsse der materiellen und sozialen Umgebung
  - Auswirkungen von Erkrankungen und/oder therapeutischen Maßnahmen
- Geeignete Kursangebote verschiedener Anbieter in Ortsnähe
- Bewegungsübungen: allein, mit professioneller Unterstützung oder mit Angehörigen
- Möglichkeiten, Situationen des Pflegealltags wie z. B. beim Gang zur Toilette, zum Essen, die Körperpflege so zu gestalten, dass dabei die Fähigkeiten zur Erhaltung und Förderung der Mobilität angeregt werden
- Angemessener Umgang mit Hilfsmitteln*

* Vgl. DNQP 2014, S. 35

Für eine erfolgreiche Information, Beratung, Anleitung von pflegebedürftigen Menschen sollten Sie die folgenden Aspekte beachten:
- Entspricht die Information dem Interesse, den Bedürfnissen, den personalen Ressourcen, der gesundheitlichen Situation (z. B. körperliche Überforderung) und den Lebensumständen des Betroffenen?
- Wird die Unterstützung bei der Mobilität vom Pflegebedürftigen nicht eingefordert, weil er etwa auf das Pflegepersonal oder die Angehörigen Rücksicht nimmt?
- Entspricht die Information, Beratung und Anleitung den kognitiven (z. B. Menschen mit Demenz), körperlichen und motivationalen Voraussetzungen des Betroffenen?
- Wird auf Menschen eingegangen, die unter herabgesetztem Antrieb, fehlender Motivation oder verminderter Selbstwirksamkeitserwartung leiden?
- Werden Schnittstellen zu anderen pflegerischen Problemen wie z. B. Sturzrisiko erkannt und z. B. im Beratungsgespräch mit einbezogen?[17]

---

[17] Vgl. DNQP, 2014, S. 35

Das Angebot an Information, Beratung und Anleitung enthält immer die bei der systematischen Einschätzung der Mobilität festgestellten Probleme, Wünsche und Ressourcen. Im Rahmen einer ressourcenfördernden Pflege sind Information, Beratung und Anleitung Bestandteil der pflegerischen Handlungen, z. B. bei Bewegungsübungen oder beim korrekten Einüben des Transfers aus dem Bett. Ziel ist es, den Pflegebedürftigen bei der korrekten Durchführung dieser Maßnahmen zu unterstützen.

Konkret sind Maßnahmen anzusprechen, die unabhängig von definierten Bewegungsübungen durchgeführt werden können, um:

- die Motivation/Kompetenz des Pflegebedürftigen und/oder seiner Angehörigen zur autonomen Durchführung von mobilitätserhaltenden/-fördernden Maßnahmen zu stärken

  oder

- zusammen mit dem Pflegebedürftigen und/oder seinen Angehörigen Möglichkeiten herauszufinden, wie sie durch Verhaltensänderungen oder die Nutzung von geeigneten Angeboten mobilitätserhaltende/-fördernde Maßnahmen in ihren Lebensalltag integrieren können.[18]

Allgemeine Grundsätze zur Information, Beratung und Anleitung von pflegebedürftigen Menschen und Angehörigen/Betreuer

Die Pflegefachkraft soll folgende Aspekte beachten:
- Wird eine klare Sprache verwendet?
- Wird erklärt, warum eine Information, Beratung, Anleitung zum Thema wichtig ist?
- Wurde vorab ermittelt, ob der Betroffene/die Angehörigen Information, Beratung, Anleitung wünschen?
- Wurde bei Menschen mit Demenz deren kognitiven und psychischen Möglichkeiten im Kontext der Information, Beratung und Anleitung berücksichtigt und vorher eingeschätzt?
- Grenzen erkennen:
  - tagesformabhängige Schwankungen
  - Vermeidung von Über- und Unterforderung
  - Bezogen auf der Auswahl der Methode (z. B. praktische Anleitung)*

* Vgl. DNQP 2014, S. 35 f.

---

[18] Vgl. DNQP 2014, S. 36

Nachfolgende Aspekte können in der Kommunikation mit dem pflegebedürftigen Menschen und/oder seinen Angehörigen zum Thema Mobilität wichtig sein:

1. **Bedeutung von Bewegung:** für die Gesundheit, den Erhalt von Selbstständigkeit sowie zur Vermeidung der Folgen von Immobilität
2. **Krankheitsspezifische Aspekte:** Erkrankungen des Betroffenen können die Anforderungen an die Mobilitätsförderung beeinflussen
3. **Handlungsgewohnheiten und Verhaltensänderungen im Alltag:** z. B. Was hindert daran, die Wohnung öfter zu verlassen? Wieso wird der Rollator nicht genutzt?
4. **Räumliche Gestaltung der Wohnumgebung:** z. B. Platzierung der Möbel
5. **Einstellungen und Emotionen:** Thematisierung von Ängsten, z. B. vor Stürzen, und wie diese reduziert/vermieden werden können
6. **Nutzung von Angeboten:** Wissen um Angebote von Institutionen in der näheren Umgebung
7. **Integration von Bewegungsübungen in den Alltag:** z. B. Welche Bewegungsübungen können problemlos selbstständig durchgeführt werden?
8. **Berücksichtigung weiterer pflegerischer Anforderungen mit Mobilitätsbezug:** z. B. Sturzprophylaxe, Dekubitusprophylaxe, Kontinenzförderung).

Des Weiteren wird im Expertenstandard auf settingspezifische Unterschiede bei der Information, Beratung und Anleitung eingegangen.

Unterschiedliche Settings – unterschiedliche Beratungsansätze

Setting Ambulante Dienste
Information, Beratung, Anleitung findet im Rahmen unterschiedlicher Anlässe statt z. B.:

- Aufgrund eines Auftrages
- Beratungsbesuche nach § 37 Abs. 3 SGB XI
- Gezielte Anleitungen, Schulungen nach § 45 SGB XI für Pflegepersonen im häuslichen Bereich
- Kontakte anbahnen, z. B. zu Wohnraumberatungsstellen, Pflegestützpunkten
- Weitergabe von Informationen zu Angeboten zum Thema Mobilität*

* Vgl. DNQP 2014, S. 39 f.

Setting voll- und teilstationäre Einrichtungen

Information, Beratung, Anleitung findet im Rahmen unterschiedlicher Anlässe statt z. B.:

- Aufgrund komplexer Pflegesituationen
- Im Kontext der Motivation der Betroffenen sich wieder aktiv selbst zu bewegen
- Teilstationärer Bereich:
  - Erhaltung und Förderung der Mobilität
  - Umgang mit Hilfsmitteln
  - Einbeziehung der Angehörigen
  - kontinuierliche Einhaltung von Maßnahmen**

** Vgl. DNQP 2014, S. 40

3.4 Die Maßnahmen sind umgesetzt und wirken sich positiv auf den Betroffenen aus

In der vierten Ebene des Expertenstandards wird vorausgesetzt, dass die Einrichtung über personelle, materielle und räumliche Ressourcen verfügt, um zielgruppenspezifische Maßnahmen zur Mobilitätserhaltung und -förderung anbieten zu können. Die Pflegefachkraft ist für die Durchführung der Maßnahmen verantwortlich. Ziel ist, dass die Interventionen sich positiv auf die Mobilität der Pflegebedürftigen auswirken. Sie als Pflegefachkraft müssen die individuelle Belastbarkeit des Pflegebedürftigen einschätzen und tagesformabhängige Schwankungen erkennen können. Über- und Unterforderungen sind zu vermeiden, da bei beiden keine Trainingseffekte sichtbar werden und die Motivation des Betroffenen zur Maßnahme abnehmen kann.[19]

Nur in den ambulanten Qualitäts-Prüfungsrichtlinien wird auf die »Durchführung von Leistungen zur Mobilität« eingegangen (Kapitel 11, Frage 11.3): »Werden die vereinbarten Leistungen zur Mobilität und deren Entwicklung nachvollziehbar durchgeführt?« Erwartet wird hier, dass vereinbarte Leistungen zur Mobilität und deren Entwicklung nachvollziehbar durchgeführt und in der Pflegedokumentation dokumentiert werden. Einzubeziehen sind alle Leistungen, die Verrichtungen zur Mobilität beinhalten.

---

[19] Vgl. DNQP, 2014, S. 43

3.4.1   Die Aufgaben der Einrichtung

Pflegeeinrichtungen müssen sich darüber im Klaren sein, dass sie nicht alle pflegebedürftigen Menschen mit einem identischen Angebot erreichen können. Dementsprechend besteht ein Bedarf an einer Vielzahl unterschiedlicher Interventionen für Pflegebedürftige. Einzubeziehen sind z. B. die Gruppe der Pflegebedürftigen mit guten kognitiven Fähigkeiten und einer stark eingeschränkten Mobilität, aber auch die kognitiv eingeschränkten Pflegebedürftigen mit gut erhaltener Mobilität. Zur Durchführung mobilitätserhaltender und -fördernder Maßnahmen sind eine mobilitätsfördernde Umgebung und ausreichend qualifiziertes Personal notwendig. Die Interventionen sollen fortwährend erfolgen und regelmäßig besucht werden können, um nachhaltige Effekte erreichen zu können.[20]

Voll- und teilstationäre Einrichtungen

Mobilitätsfördernde/motivierende Umgebungsgestaltung:
- Gute Lichtverhältnisse
- Rutschhemmende Fußböden
- Haltegriffe
- Handläufe
- Kippsicheres Mobiliar
- Flache Stufen in Treppenhäusern
- Möglichkeiten zum Ausruhen – ausreichend Sitzgelegenheiten und verfügbare Liegemöbel
- Individuell eingestellte Betthöhen
- Buffet-Tische mit Angebot an Getränken und Snacks
- Sitzecken, die anregen, das eigene Zimmer oder das Bett zu verlassen
- Anregungen, gemeinsam mit anderen im Speisesaal zu essen
- Ausflüge in der Gruppe
- Barrierefreie Zugänge nach »draußen« vorhanden sein und ebenerdig zu erreichende Gartenanlagen und/oder Bewegungspfade

---

[20] Vgl. DNQP 2014, S. 40

Spezielle Materialien zur Durchführung von Maßnahmen wie z. B.:

- Gewichtsmanschetten, Hanteln, Übungsbänder aus Gummi,
- Haltegriffen an den Wänden
- Kippsicheres Mobiliar
- Geschultes Personal im Umgang mit Hilfsmitteln
- Hilfsmittel, die individuell an die Situation der Pflegebedürftigen angepasst werden
- Kooperationen, z. B. mit Sanitätshäusern oder Physiotherapeuten*

* Vgl. DNQP 2014, S. 41

Ambulante Dienste

Mobilitätsfördernde Umgebungsgestaltung:

- Beratung/Information zu mobilitätseinschränkenden Umgebungsfaktoren wie z. B. hohe Türschwellen, rutschige Böden, fehlende Haltegriffe, schlechte Beleuchtung
- Beratung/Information zu mobilitätsfördernder Wohnungsanpassung wie z. B. Anordnung der Möbel im Zimmer, Beleuchtung, Hilfsmittelausstattung
- Kontakte herstellen zu Wohnberatungsstellen*

* Vgl. DNQP 2014, S. 41

Pflegeeinrichtungen

Ausreichend qualifiziertes Personal:

- Ausreichende personelle Besetzung in allen Schichten, damit begleitete Spaziergänge, die Teilnahme an gemeinsamen Essen außerhalb des Zimmers, regelmäßige begleitete Gänge z. B. in Verbindung mit Toilettengängen möglich sind
- Personal, das über Kenntnisse verfügt (z. B. Mobilitätseinschätzung, zur Beratung, Information, zu mobilitätsfördernde und- erhaltende Maßnahmen etc.)
- Personal, das über Zusatzqualifikationen im Bereich der Einzel- und Gruppeninterventionen verfügt*

* Vgl. DNQP 2014, S. 42

Die Anforderungen sind vielfältig und ohne eine zusätzliche Qualifizierungsoffensive nicht zu leisten. Das wird für viele Einrichtungen problematisch, denn unter »den momentanen finanziellen Gegebenheiten ist die Bewältigung dieser Aufgaben schwer zu leisten. Es fehlt eine entsprechende Refinanzierung von Leistungen.«[21]

3.4.2 Ihre Aufgaben als Pflegefachkraft

Als Pflegefachkraft sollen Sie den pflegebedürftigen Menschen fortwährend Angebote zur Erhaltung und Förderung der Mobilität anbieten. Sie führen auch mit dem Pflegebedürftigen die festgelegten Maßnahmen durch. Konkret sollen mit dem Pflegebedürftigen alltägliche Bewegungsabläufe, z. B. im Liegen, beim Aufstehen von einer Sitzgelegenheit, beim Bewältigen kurzer Gehstrecken, zielgerichtet trainiert werden. Bewegungsfördernde Anteile, z. B. bei der Körperpflege, beim An- und Auskleiden, sollen bewusst trainiert und integriert werden. Alle an der Betreuung beteiligten Personen (z. B. Pflegehilfskräfte, Betreuungskräfte, Angehörige) sind über diese Maßnahmen zu informieren ggf. in deren adäquaten Unterstützung des Pflegebedürftigen anzuleiten. Ziel ist immer, die Mobilität zu stabilisieren bzw. wieder herzustellen, um Eigenaktivitäten des Pflegebedürftigen zu fördern.[22]

- Vermieden werden soll, dass z. B. ein passiver Transfer vom Bett in den Stuhl mit Mobilitätsförderung verwechselt wird.
- Mit dem Pflegebedürftigen soll ein Transfer eingeübt werden, der zu seiner bestmöglichen Selbstständigkeit beiträgt.
- Dauerhafte Aufenthalte an einem Ort bzw. an einer bestimmten Stelle, wie z. B. im Bett, Stuhl, Rollstuhl, am Tisch usw., wirken sich nachteilig auf die Mobilität aus.

---

[21] Berger & Hennigs 2014, S. 12
[22] Vgl. DNQP 2014, S. 42

Verantwortung der Pflegefachkraft

Sie sollten drei unterschiedliche Angebote von Maßnahmen vorhalten:
1. Gruppenmaßnahmen z. B.:
   – Übungen zur Stärkung der Muskulatur (mit Übungsbändern aus Gummi, Gewichten, etc.)
   – Gangtraining in verschiedenen Geschwindigkeiten und Gangarten
   – Übungen mit komplexen Bewegungsabläufen
2. Einzelmaßnahmen, z. B. Bewegungs- und Fitnessübungen
3. Transfer und Mobilitätsförderung im Alltag*

* Vgl. DNQP 2014, S. 42 f.

Auf Basis der Literaturstudie zur Wirksamkeit von Maßnahmen zur Erhaltung und Förderung der Mobilität konnten folgende Ergebnisse aufgezeigt werden:

- Fitness- und Bewegungsübungen (z .B. Kraft & Balancetraining): haben einen positiven Einfluss auf die Mobilität älterer Menschen. Dennoch gibt es keine Empfehlung zu einer bestimmten Maßnahme, zu Häufigkeit oder Intensität
- Alltagsorientierte Förderung von Transfers (z. B. Transfer vom Sitz in den Stand oder vom Bett zu einem Stuhl) und der Mobilität (z. B. Gehen): Bewegungsübungen, bei denen Alltagshandlungen trainiert werden (z. B. Transfer, Gehübungen) führten zu einer Mobilitätsverbesserung.
- Übungen mit komplexen Bewegungsabläufen (z. B. Tanzen, Tai Chi Chuan): Durchführung vorgegebener Bewegungsabläufe, die den gesamten Körper in Bewegung bringen. In Studien zeigte sich z. B. ein positiver Einfluss auf die Bewegungsfähigkeit.[23]

3.5   Die Evaluation der vereinbarten Maßnahmen

In der fünften Ebene des Expertenstandard wird erwartet, dass die Pflegefachkraft die Kompetenz zur Überprüfung der Angemessenheit und Wirksamkeit der Maßnahmen hat. Die Pflegefachkraft überprüft gemeinsam mit dem Pflegebedürftigen, ggf. den Angehörigen und den an der Versorgung

---

[23] Vgl. DNQP 2014, S. 88 ff.

beteiligten Berufsgruppen, den Erfolg und die Angemessenheit der durchgeführten Maßnahmen. Falls erforderlich werden gemeinsame Anpassungen/Änderungen des Maßnahmenplans auf Basis einer erneuten Einschätzung des Mobilitätsstatus durchgeführt (vgl. DNQP, 2014, S. 24).

Die Pflegefachkraft muss dazu in der Lage sein auf Grundlage von Verhaltensbeobachtungen, Gesprächen mit dem Pflegebedürftigen, ggf. den Angehörigen beurteilen zu können, ob die geplanten Maßnahmen:

- ein angemessenes Belastungsniveau aufzeigen
- den Bedürfnissen des Pflegebedürftigen entsprechen
- problemangemessen, also dazu geeignet sind, die vereinbarten Ziele zu erreichen
- und
- ob andere Einflüsse/Ereignisse zu einer Veränderung der Mobilität beigetragen haben (vgl. DNQP, 2014, S. 46).

Fragen im Rahmen der Evaluation

- Weisen die Maßnahmen ein adäquates Belastungsniveau auf? Entsprechen Dauer, Häufigkeit, Intensität der Maßnahmen den Ressourcen des Pflegebedürftigen? Wird der Pflegebedürftige weder körperlich, kognitiv und emotional über- noch unterfordert?
- Entsprechen die Maßnahmen den Bedürfnissen des Pflegebedürftigen? Bedürfnisorientierung der Maßnahmen, um die Eigenmotivation zur Durchführung von Maßnahmen über einen längeren Zeitraum zu stärken/zu erhalten
- Eignen sich die Maßnahmen zur Zielerreichung?
- Haben andere Faktoren/Ereignisse zu einer Veränderung der Mobilität geführt? Beispielsweise kann sich eine Verschlechterung der kognitiven Fähigkeiten erheblich negativ auf die Mobilität auswirken.
- Wie sieht der aktuelle Mobilitätsstatus aus?
- Hat sich die Motivation des Pflegebedürftigen verändert?*

*   Vgl. DNQP 2014, S. 46 f.

Zur Erfassung der Mobilitätsveränderung wird eine Aktualisierung der Einschätzung (siehe P1) empfohlen, die folgende Bereiche umfasst:
- selbstständiger Lagewechsel in liegender Position,
- selbstständiges Halten einer aufrechten Sitzposition,
- selbstständiger Transfer (aufstehen, sich hinsetzen, sich umsetzen),
- selbstständige Fortbewegung über kurze Strecken (Wohnräume),
- selbstständiges Treppensteigen[24]

Die Ergebnisse der Evaluation werden in übersichtlicher, nachvollziehbarer Form schriftlich zusammengefasst dazu gehört:
- der aktuelle Mobilitätsstatus,
- die Mobilitätsveränderung seit der letzten Einschätzung,
- die plangemäße Durchführung der Maßnahmen,
- die Motivation des Pflegebedürftigen,
- der Änderungsbedarf bei der Maßnahmenplanung,
- die Besonderheiten (z. B. veränderte gesundheitliche Situation),
- die Dokumentation der Mobilitätsveränderung in standardisierter Form.[25]

Ferner sollen mit behandelnde Ärzte und/oder andere Therapeuten über das Ergebnis der pflegerischen Evaluation informiert werden.

---

[24] Vgl. DNQP 2014, S. 46
[25] Vgl. DNQP 2014, S. 47

4 PFLEGEPLANUNG KONKRET – SO GEHT'S

4.1 Die systematische Erfassung und Analyse der individuellen Situation

Innerhalb der Pflegeplanung dokumentieren Sie Probleme, Ressourcen, Ziele und Maßnahmen für Ihren Pflegebedürftigen. Genau hier liegt das erste Problem vieler Pflegekräfte: Sie müssen immer wieder entscheiden, was nun Probleme oder Ressourcen sind und welche Maßnahmen zum Ziel führen. Die Medizinischen Dienste der Spitzenverbände der Krankenkasse e.V. (MDS) empfehlen in ihrer Grundsatzstellungnahme dafür eine grundlegende Hilfe: das PESR-Schema. »Die Systematik stammt aus der Diskussion um die Pflegediagnostik und ist (…) bei der Formulierung von Pflegeproblemen sehr hilfreich. Die individuelle Anwendung dieser (…) Handlungsschritte ist abhängig von Erfahrungshintergrund des professionellen Pflegenden.«[26]

Insofern kommen Sie nicht darum herum, alle Pflegekräfte in der Handhabung des PESR-Schemas zu schulen – und die Anwendung des Schemas verpflichtend zu machen.

Die Vorteile des PESR-Schemas

Alle Dokumentationen werden miteinander vergleichbar. Die Pflegekräfte können sich auch gegenseitig helfen. In Fallkonferenzen etc. wird unter den gleichen Begrifflichkeiten auch das Gleiche verstanden!

Das PESR-Schema (siehe Tabelle 5) legt den Akzent auf die Ressourcen des Pflegebedürftigen und seine soziale Umgebung. Damit verhindern Sie, dass die Probleme zu stark in den Vordergrund treten. Stattdessen formulieren Sie weniger defizitorientiert.

---

[26] MDS (2005). Grundsatzstellungnahme Pflegeprozess und Dokumentation. Essen, S. 15. Im Internet: http://www.mds-ev.de/media/pdf/Pflegeprozess_und_Dokumentation.pdf [Zugriff am 08.09.2015]

Tabelle 5: Das PESR-Schema

P	Problem	Was hat der Pflegebedürftige?
E	Einflussfaktoren/Ursachen (Etiology)	Warum hat er es?
S	Symptome	Wie zeigt sich das Problem?
R	Ressourcen	Welche Fähigkeiten, Potenziale hat der Pflegebedürftige, mit denen er das Problem lösen kann?

4.2   Formulieren im PESR-Schema

Die Situation: Frau W., 87, hat Arthrose in beiden Kniegelenken. Sie kann mit dem Rollator unter Aufsicht kleine Strecken zurücklegen. Bei längeren Gehstrecken ist sie aber auf ihren Rollstuhl angewiesen. Den Rollstuhl kann Frau W. im Wohnbereich selbst fortbewegen. Frau W. kann mit Unterstützung einer Pflegeperson vom Bett/Stuhl aufstehen. Obwohl Frau W. mit dem Rollator gehen kann, nutzt sie vermehrt zur Fortbewegung ihren Rollstuhl, da sie niemandem zur Last fallen möchte. Bevor die Arthrose so stark zunahm, unternahm sie jeden Tag allein Spaziergänge um die Einrichtung.

Im PESR-Schema notieren Sie nun Folgendes:

P	Problem	Frau W. kann sich nicht mehr so fortbewegen wie sie möchte, bei längeren Gehstrecken benötigt sie Hilfe
E	Einflussfaktoren/Ursachen (Etiology)	Eingeschränkte Gehfähigkeit aufgrund der Arthrose in beiden Kniegelenken
S	Symptome	• Benötigt Hilfe beim Aufstehen aus der Liege- und Sitzposition • Kann Gehstrecken mit den Rollator nicht ohne Aufsicht zurücklegen • Nutzt vermehrt den Rollstuhl zur Fortbewegung, da sie niemandem zur Last fallen möchte
R	Ressourcen	• Kann mit Rollator einige Schritte gehen • Kann mit Hilfe aufstehen • Fortbewegung mit Rollstuhl im kleinen Radius möglich • Kann sich mitteilen • Ging früher gern spazieren

Im nächsten Schritt erweitert sich das PESR-Schema um zwei weitere Faktoren (Betroffene Lebensaktivitäten sowie Qualität/Quantität bei Problemen), sodass Sie jetzt sechs Faktoren in Blick nehmen müssen:

	Betroffene Lebensaktivität Aussage über Zustände, die Pflege erfordern	• Sich bewegen • Eingeschränkte Lebensqualität durch Abhängigkeit • Eingeschränkte Selbstständigkeit im Alltag • Soziale Teilhabe eingeschränkt
P	Problem Was zeigt sich?	Mobilitätseinschränkung durch Arthrose in beiden Beinen
	Qualität/Quantität Wie viel zeigt sich? Wie zeigt sich das Problem?	• Benötigt Hilfe beim Aufstehen und Gehen • Kann nur mit Hilfsmittel gehen • Nutzt vermehrt den Rollstuhl
E	Ursachen/Zusammenhänge/Einfluss/Risikofaktoren	Arthrose in beiden Kniegelenken
S	Ausdruck (Symptome, Äußerungen, Beobachtungen)	• Sie kann mit Hilfe aufstehen • Kann sich mit Hilfsmittel fortbewegen • Will niemandem zur Last fallen
R	Ressourcen, Fähigkeiten	• Selbstständige Fortbewegung im Wohnbereich mit dem Rollstuhl • Kann mit Unterstützung aufstehen und kleine Strecken mit Rollator gehen • Geht gern in der Umgebung spazieren

Bedenken Sie: »Eine Problembeschreibung ist eine Aussage über »Zustände«, die Pflege erfordern. Die Problembeschreibung sollte nach Möglichkeit gemeinsam mit dem Pflegebedürftigen oder seinen Bezugspersonen (mit Zustimmung des Pflegebedürftigen) vorgenommen werden.«[27] Mit dem PESR-Schema gelingt es Ihnen, die Situation eines Pflegebedürftigen – wie im Beispiel von Frau W. – umfassend, aber kompakt zu beschreiben.

---

[27] MDS 2005, S. 19

5 ▸ DIE STRUKTURIERTE INFORMATIONS-SAMMLUNG (SIS)

Lange Jahre stöhnten Pflegekräfte und -einrichtungen über ausufernde Dokumentationen, die viel Zeit verschlangen. Mit der »Entbürokratisierten Pflegedokumentation« hat das nun ein Ende. Auf Initiative der Bundesregierung erfolgte die Entwicklung einer schlanken Pflegedokumentation, die den vielfältigen Anforderungen der unterschiedlichen Leistungsbereiche (ambulant, stationär, teilstationär) gerecht werden soll. Daraus entstanden ist das Strukturmodell zur Neuausrichtung der Pflegedokumentation. »Das Strukturmodell und die (…) Strukturierte Informationssammlung (SIS) bilden fachlich-inhaltlich eine Einheit. Das Konzept der SIS ist der Einstieg in den vierphasigen Pflegeprozess … Jeder Aspekt des Strukturmodells mit seinen vier Elementen ist im Entwicklungs- und Erprobungsprozess sorgfältig fachlich wie juristisch abgewogen worden.«[28]

5.1 Die Entbürokratisierung der Pflegedokumentation

Das Ziel der entbürokratisierten Pflegedokumentation ist es, den Dokumentationsaufwand in ambulanten und stationären Pflegeeinrichtungen deutlich zu reduzieren. Im Mittelpunkt stehen der personenzentrierte Ansatz und das Vertrauen in die Fachkompetenz der Pflegenden. Zudem wird die Dokumentation auf die wesentlichen Aspekte reduziert, sodass mehr Zeit für die eigentliche Pflege verbleibt. Basis ist die Orientierung an den Bedürfnissen und Wünschen der Pflegebedürftigen. Im Fokus stehen die Perspektiven der Pflegebedürftigen.

Durch die vereinfachte Pflegedokumentation können sich die Pflegenden schneller über die Gesamtsituation des Pflegebedürftigen orientieren. Pflegerische Risiken und Phänomene sowie Veränderungen der Situation des Pflegebedürftigen werden dadurch frühzeitiger erkannt. Im Rahmen des Pflegeprozesses wird ein Paradigmenwechsel weg von den AEDL und ATL eingeleitet. Man wollte sich grundsätzlich von »dem schematischen

---

[28] http://patientenbeauftragter.de/index.php/2-uncategorised/32-downloads-zum-neuen-strukturmodell-version-1-0 [Zugriff am 08.09.2015]

Ankreuzverfahren bei der Maßnahmen- und Pflegeplanung (…) lösen sowie pflege- und betreuungsrelevante biografische Daten integrativ und regelhaft, jedoch nicht auf einem extra Bogen zu erfassen.«[29]

5.2   Aufbau der SIS

Die Grundstruktur des Strukturmodells basiert auf einem Pflegeprozess mit vier Phasen:

1. »Einstieg in den Pflegeprozess mithilfe der SIS
2. Maßnahmenplanung auf der Grundlage der Erkenntnisse aus der SIS
3. Berichteblatt mit dem Fokus auf Abweichungen von regelmäßig wieder-kehrenden Pflege- und Betreuungsabläufen
4. Evaluation (mit Fokus auf Erkenntnissen aus SIS, Maßnahmenplanung und Berichteblatt)«[30]

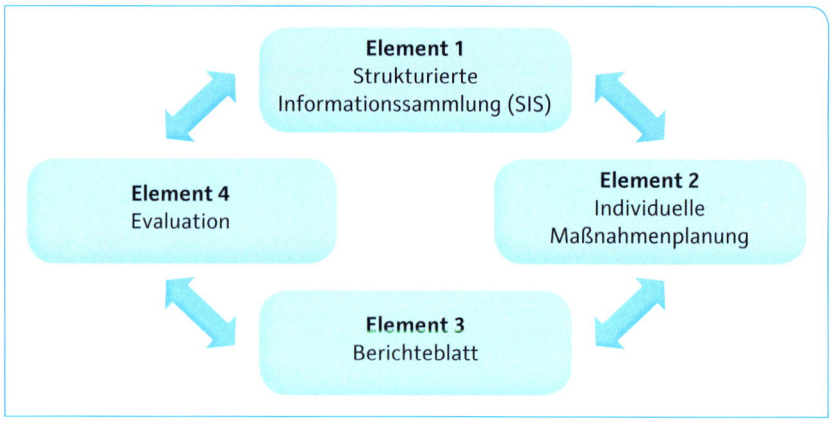

Abb. 4: Die vier Elemente des Strukturmodells.

[29] Beikirch, E. & Roes, M. (2014). Projekt »Praktische Anwendung des Strukturmodells – Effizienzsteigerung der Pflegedokumentation in der ambulanten und stationären Langzeitpflege« – Abschlussbericht. Berlin/Witten, S. 8.
[30] Bundesministerium für Gesundheit (2015). Handlungsanleitung (Version 1.1) zur praktischen Anwendung des Strukturmodells (ambulant/stationär) zur integrierten Strukturierten Informationssammlung (SIS) mit der Matrix zur Risikoeinschätzung der Maßnahmenplanung und der Evaluation sowie mit Hinweisen zum Handlungsbedarf auf der betrieblichen Ebene. Berlin, S. 8 Im Internet: http://patientenbeauftragter.de/images/dokumente_version11/Handlungsanleitung_zum_neuen_Strukturmodell_11.pdf [Zugriff am 08.09.2015]

5.2.1 Die Strukturierte Informationssammlung (SIS)

Die SIS ist der Einstieg in den Pflegeprozess und wird daher im Erstgespräch eingesetzt. Hier sollen der Pflegebedürftige/seine Angehörigen ihre Lebens- und Pflegesituation, ihre Wünsche und Bedarfe an Hilfe und Unterstützung darstellen. Die fachliche Einschätzung der Situation erfolgt dann durch die Pflegefachkraft. Als Basis nutzt sie dafür wissenschaftsbasierte Themenfelder (vgl. Tabelle 6).

Tabelle 6: Die sechs Themenfelder der SIS

Themenfeld	ambulant	stationär
1	Kognitive und kommunikative Fähigkeiten	
2	Mobilität und Beweglichkeit	
3	Krankheitsbezogene Anforderungen und Belastungen	
4	Selbstversorgung	
5	Leben in sozialen Beziehungen	
6	Haushaltsführung	Wohnen/Häuslichkeit

Kognitive und kommunikative Fähigkeiten
Inwieweit kann die pflegebedürftige Person sich zeitlich, persönlich und örtlich orientieren? Kann sie interagieren, Risiken und Gefahren erkennen? Beschrieben werden auch herausfordernde Verhaltensweisen.

Mobilität und Beweglichkeit
Inwieweit kann sich die pflegebedürftige Person frei und selbstständig innerhalb und außerhalb der Wohnung bzw. des Wohnbereichs bewegen? Beschrieben werden hier herausfordernde Verhaltensweisen.

Krankheitsbezogene Anforderungen und Belastungen
Welche krankheits- und therapiebedingten sowie für die Pflege und Betreuung relevanten Einschränkungen liegen bei der pflegebedürftigen Person vor?

Selbstversorgung
Inwieweit kann die pflegebedürftige Person z. B. die Körperpflege, das An- und Auskleiden, das Essen und Trinken, die Toilettengänge etc. selbstständig/mit Unterstützung durchführen?

Leben in sozialen Beziehungen
Inwieweit kann die pflegebedürftige Person Aktivitäten im näheren Umfeld und im außerhäuslichen Bereich selbstständig/mit Unterstützung durchführen?

Haushaltsführung (ambulant), Wohnen/Häuslichkeit (stationär)
- Haushaltsführung: Inwieweit kann die pflegebedürftige Person ihren eigenen Haushalt noch selbstständig oder mit Unterstützung bewältigen?
- Wohnen/Häuslichkeit: Inwieweit kann die pflegebedürftige Person ihre Bedürfnisse und Bedarfe im Hinblick auf Wohnen und Häuslichkeit umsetzen?[31]

Die SIS soll eine umfassende Darstellung und Orientierung der Gesamtsituation des Pflegebedürftigen ermöglichen. Mit einer Risikomatrix (ambulant bzw. stationär) erfolgt nun eine Risikoeinschätzung. »Mittels eines einfachen (…) Ankreuzverfahrens wird eine erste fachliche Einschätzung von der Pflegefachperson zu möglichen pflegesensitiven Risiken und Phänomenen im Kontext der Themenfelder aus der SIS verlangt.«[32]

Die **praktische Anwendung der Matrix in der stationären/ambulanten Pflege** sieht wie folgt aus:
- Pflegefachliche Einschätzung zu den individuellen pflegesensitiven Risiken und Phänomenen (ja/nein) aus den Erkenntnissen der Situationseinschätzung in den Themenfeldern (Initialassessment).
- Wenn »ja« angekreuzt, muss die Pflegefachkraft zusätzlich eine Entscheidung zur Kategorie »weitere Einschätzung notwendig« (ja/nein) treffen; festzulegen ist, ob aus fachlicher Sicht die Notwendigkeit für ein Differentialassessment vorliegt.

---

[31] BMG 2015, S. 30 f.
[32] BMG 2015, S. 31

- Im Feld »Sonstiges« können weitere Risiken oder Phänomene, die im Einzelfall vorliegen, erfasst werden; dazu zählt auch eine durchgeführte Beratung.
- Dann folgt die abschließende Überprüfung der fachlichen Entscheidungen in der Matrix, inwieweit diese durch Informationen in den Themenfeldern gestützt sind.[33]

Risiko vorhanden, aber kompensiert – und jetzt?

Die Handlungsanleitung zur SIS macht es klar: »Ein kompensiertes Risiko/Phänomen ist mit ›nein‹ zu bewerten. Ein Risiko kann nur als kompensiert gelten, wenn in den Themenfeldern ersichtlich ist, wodurch das Risiko ausgeglichen ist.«*

Beispiel: Die Sturzgefährdung eines Pflegebedürftigen ist ausgeglichen, weil er seinen Rollator zum Gehen nutzt, feste Schuhe trägt und lose Teppiche aus der Wohnung entfernt wurden.

Wiederholungen der fachlichen Einschätzungen von Risiken/Phänomenen erfolgen z. B. bei einer Veränderung der Situation, der Mobilität. Im Berichteblatt werden Abweichungen dokumentiert.

* BMG 2015, S. 34

5.2.2   Die individuelle Maßnahmenplanung

In der SIS gibt es kein einheitliches Dokument für die Maßnahmenplanung. Jede Pflegeeinrichtung muss »eigene Strukturen und Prozesse entwickeln«[34], das Pflege- und Qualitätsmanagement hat dies festzulegen. Doch mit einer althergebrachten Maßnahmenplanung hat die neue nicht mehr viel gemeinsam. Sie soll übersichtlicher sein und selbstverständlich mit den Erkenntnissen aus der SIS korrespondieren. Für die Pflegefachkraft heißt das zunächst einmal, sich Fragen zu stellen. »Welche Ressourcen bestehen? Welche Problemkonstellationen sind vorhanden? Welche Zielsetzungen sind anzustreben?«[35]

---

[33] Vgl. BMG 2015, S. 31 ff.
[34] BMG 2015, S. 13
[35] BMG 2015, S. 13

Ziele spielen also nach wie vor eine Rolle, aber sie werden nun nicht mehr aufgeschrieben, sondern sind Teil der Maßnahmenplanung. Die kann dann als Tagesstrukturierung (inklusive der nächtlichen Versorgung) dargestellt werden. »Hier kann mit fixen Zeiten und variablen Zeitkorridoren gearbeitet werden. Handlungsleitend ist, ob aus fachlicher Sicht oder auf Wunsch des Bewohners bestimmte Leistungen zu einem fixen Zeitpunkt erbracht werden sollten/müssten.«[36]

5.2.3   Das Berichteblatt

Das Berichteblatt kann erst entstehen, wenn die SIS, die Erkenntnisse daraus und die Maßnahmenplanung feststehen. Denn nun geht es nicht mehr um Routinehandlungen der Pflege, sondern um die Abweichungen davon. Im Berichteblatt wird Folgendes z. B. notiert:

- Abweichungen bei immer wiederkehrenden Maßnahmen der grundpflegerischen Versorgung, der Betreuung, der Hauswirtschaft,
- eine zielgerichtete, geplante und zeitlich befristete Beobachtung auf Basis der Erkenntnisse der SIS und der Risikomatrix
- aktuelle Ereignisse und ggf. Reaktionen.

Das Berichteblatt wird von allen an der Pflege und Betreuung beteiligten Berufsgruppen genutzt. Das Ziel ist die übersichtliche und schnelle Erfassung von Veränderungsprozessen.

5.2.4   Die Evaluation

Die Evaluation und Reflexion der Pflegesituation erfolgt in individuell festzulegenden Abständen, z. B. in Abhängigkeit von den stabilen oder instabilen Gesundheitssituationen des Pflegebedürftigen. Parallel kann auch durch das interne QM eine routinemäßige Überprüfung der Maßnahmenplanung festgelegt werden.

---

[36] BMG 2015, S. 13

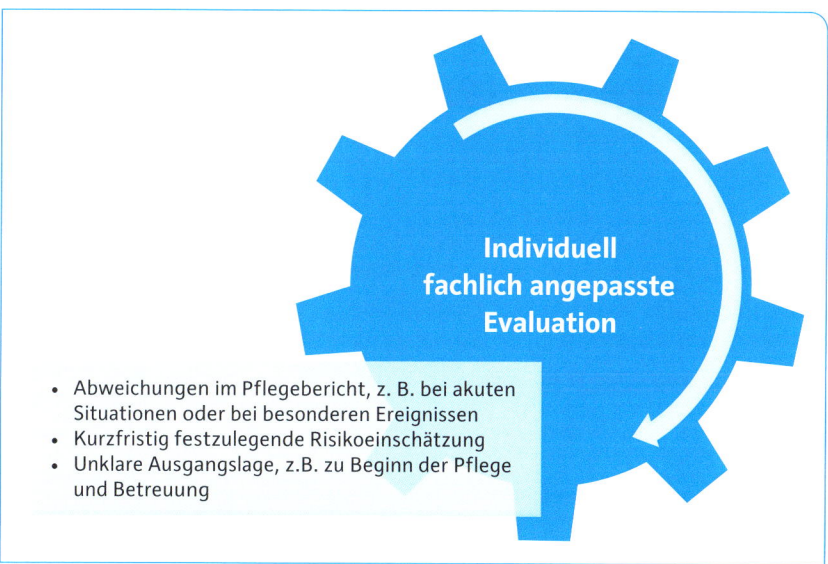

Abb. 5: Inhalte der Evaluation.

5.3 Die SIS in der Praxis

Wie könnten nun SIS und Maßnahmenplanung in der Praxis aussehen? Hierzu stellen wir Ihnen zwei Beispiele vor. Dabei beziehen wir uns nur auf das Themenfeld Mobilität im Zusammenhang mit dem Expertenstandard.

5.3.1 Frau Keiner möchte wieder längere Strecken gehen können

Die Situation: Frau Keiner ist 92 Jahre alt. Sie lebt seit dem Tod ihres Mannes vor zwei Jahren bei ihrem Sohn. Frau Keiner erlitt vor einen halben Jahr einen Schlaganfall, der zum Glück gleich behandelt wurde. Sie erzählt, dass sie früher immer gerne mit ihren Mann in Südtirol zum Wandern war. Seit dem Tod ihres Mannes ging sie täglich auf den Friedhof, aber seit dem Schlaganfall traut sie sich allein nicht mehr dorthin. Sie muss nun immer warten, bis die Schwiegertochter oder der Sohn mit ihr geht. Da Sohn und Schwiegertochter den ganzen Tag arbeiten, ist Frau Keiner viel allein. Deshalb hatte sie sich entschlossen, in ein Altenheim zu ziehen.

Frau Keiner benötigt Hilfe beim Gehen. Sie hat einen Rollator, mit dem sie sich aber momentan noch etwas unsicher fühlt. Daher bittet sie stets eine Pflegekraft, sie bei großen Strecken wie z. B. zum Speisesaal, zu begleiten. Im Zimmer kommt sie schon recht gut mit dem Rollator zurecht. Zweimal die Woche bekommt Frau Keiner Krankengymnastik. Die Krankengymnastin bestätigt, dass Frau Keiner gute Fortschritte beim Gehen macht.

Einmal in der Woche kommt der Sohn und geht mit Frau Keiner zum Friedhof. Auf dem Weg bleiben sie häufiger stehen oder setzen sich auf eine Bank. Durch die KG und den Bewegungsübungen, die das Pflegepersonal mit ihr macht, verliert Frau Keiner langsam die Unsicherheiten im Umgang mit den Rollator. Sie traut sich schon etwas mehr zu, was auch der Sohn bestätigt. Frau Keiner nimmt auch an der Gymnastik und der Sturzprävention teil, die durch die Einrichtung angeboten werden.

Originalton Frau Keiner zum Themenfeld 2 »Mobilität und Beweglichkeit«

»Seit dem Schlaganfall fühlte ich mich nicht mehr richtig sicher beim Gehen. Allein kann ich nicht mehr auf dem Friedhof und mein Sohn und seine Frau haben nur wenig Zeit. Mein größter Wunsch ist es, wieder allein auf den Friedhof gehen zu können.«

Pflegefachliche Einschätzung: Unsicherheit beim Gehen mit dem Rollator, vor allem bei langen Gehstrecken. Im Zimmer geht sie sicher. Benötigt Hilfe beim Aufstehen/Zu- Bett-Gehen, bei Toilettengängen. Positionswechsel im Liegen und Sitzen kann sie allein durchführen. Frau K. ist zum selbstständigen Gehen motiviert.

Aushandlungsprozess: Begleitung bei längeren Gehstrecken, z. B. in den Speisesaal. Geht zu Aktivitäten wie Sturzprävention, Gymnastik. Erhält zweimal die Woche Krankengymnastik. Der Sohn geht einmal die Woche gemeinsam mit ihr zum Friedhof.

Tabelle 7: Tagestrukturierende Maßnahmenplanung (stationär)

Name: _Heidi Keiner_		geb. _20.10.1923_		Blatt _Nr. 1_
Erstellt am: 13.08.2015 von: K. Werner (HZ): Wer	Evaluation am: _____ von: _____ (HZ):	Evaluation am: _____ von: _____ (HZ):	Evaluation am: _____ von: _____ (HZ):	

Individuelle Wünsche, Besonderheiten und Notwendigkeiten	
Möchte wieder größere Strecken allein gehen bzw. allein zum Friedhof gehen können.	_Hilfsmittel: Rollator. Einlagen am Tag 4–5, Größe 6. Nachts geschlossenes System, Größe 8. Prothese oben und unten_

Frühdienst Uhrzeit ca. Werte	Beschreiben der Maßnahmen	Wichtig	Verfahrens- anweisung
7:30 – 8:30	_Frau Keiner beim Aufstehen unterstützen und Rollator bereitstellen, mit ihr zusammen ins Bad gehen. Auf die Toilette setzen und die Toilette verlassen. Frau Keiner läutet, wenn sie Hilfe benötigt._	_Fühlt sich noch unsicher beim Gehen großer Strecken. Benötigt Rollator_	
8:30	_Medikamentengabe_		
8.30 – 10:00	_Frau Keiner in den Speisesaal begleiten und an ihren Platz bringen. Auf richtige Anwendung des Rollators achten._		
10:00 – 11:30	_Aktivitäten/Beschäftigung Frau Keiner in den Gymnastikraum bringen (dienstags und donnerstags). KG ist immer montags und freitags._		
11:30 – 12:30	_Frau Keiner in den Speisesaal begleiten und an ihren Platz bringen. Auf richtige Anwendung des Rollators achten. Nach dem Mittagessen ins Zimmer zur Mittagsruhe (Toilettengang) begleiten._		

Spätdienst Uhrzeit ca. Werte	Beschreiben der Maßnahmen	Wichtig	Verfahrens- anweisung
14:30 – 15:30	*Frau Keiner beim Aufstehen unter- stützen und Rollator bereitstellen, mit ihr zusammen zur Toilette gehen. Frau Keiner zum Nachmittagskaffee in den Speisesaal begleiten und an ihren Platz bringen.*		
15.30 – 17.00	*Aktivitäten/Beschäftigung Frau Keiner zu den Aktivitäten in den Wintergarten begleiten. Samstags wird sie von ihrem Sohn zum Friedhofsbesuch abgeholt.*		
17:00 – 19:00 19:00 – 20:00	*Frau Keiner auf Wunsch zur Toilette begleiten und danach in den Speise- saal bringen. Möchte ins Zimmer gebracht werden. Benötigt Hilfe für die Vorbereitungen für die Nacht wie Toilettengang bzw. Transfer ins Bett.*		
Nachtdienst Uhrzeit ca. Werte	**Beschreiben der Maßnahmen**	**Wichtig**	**Verfahrens- anweisung**
22.00 –	*Begleitung zum Toilettengang*		
...	...		

5.3.2 Herr Weidner braucht Hilfe beim Einkaufen

Die Situation: Herr Weidner lebt mit seiner demenzkranken Frau im zweiten Stock eines Mietshauses. Bis vor kurzem konnte er alle täglichen Verrichtungen noch selbst erledigen. Aber seit einem Monat hat er aufgrund seiner Parkinsonerkrankung Schwierigkeiten, sich und seine Ehefrau zu versorgen. Jetzt wird dem Paar täglich das Mittagessen geliefert. Zum Einkaufen benötigt Herr Weidner Hilfe, da er die Treppe nicht mehr allein bewältigen kann. Seine Frau besucht montags und freitags nachmittags eine Betreuungsgruppe. Der Transfer erfolgt über einen Fahrdienst. Die Kinder des Paares kommen nur selten, da sie rund 200 km entfernt wohnen. Ein Umzug zu den Kindern kommt im Moment aber noch nicht in Frage, da das soziale Umfeld noch intakt ist. Eine Nachbarin schaut täglich nach den Weidners, fragt, ob alles in Ordnung ist. Die Sozialstation kommt am Vormittag und am Abend, um Frau Weidner zu versorgen. Einmal in der Woche, mittwochsnachmittags, besuchen beide Weidners den Seniorenkreis der Gemeinde. Auch hier wird der Transfer durch andere sichergestellt. Solange es geht, möchten die Weidners in der vertrauten Wohnung bleiben.

Originalton Herr Weidner zum Themenfeld 2 »Mobilität und Beweglichkeit«

»Wegen meines Parkinsons kann ich allein nicht mehr einkaufen, hier benötige ich Hilfe.«

Pflegefachliche Einschätzung: Gangbild ist kleinschrittig und schlurfend. Treppensteigen gelingt nur mit Festhalten am Geländer und personeller Unterstützung. Mögliche Sturzgefahr durch lose liegende Teppiche in der Wohnung. In der Wohnung fühlt er sich einigermaßen sicher.

Beratungsbedarf: Veränderung der Wohnsituation, um die Sturzgefahr zu verringern. Rücksprache mit dem Arzt wegen Verordnung für KG speziell für Parkinson-Patienten. Anregung für Hilfsmittel, z. B. Rollator. Beratung zur Bedeutung der Bewegungsförderung/-erhaltung.

Aushandlungsprozess: Herr Weidner bespricht dies mit dem Hausarzt (KG und Hilfsmittel). Zweimal die Woche erhält er durch die Sozialstation eine Begleitung beim Einkaufen.

Tabelle 8: Tagesstrukturierende Maßnahmenplanung (ambulant)

Name: _Weidner, Fritz_	**geb.** _20.10.1930_	**Blatt** _Nr. 1_
Erstellt am: _____	von: _____	(HZ): _____

Individuelle Wünsche, Besonderheiten und Notwendigkeiten

Kümmert sich um seine Frau. Kann seine Wünsche und Bedürfnisse äußern. Ist allseits orientiert. Möchte weiterhin zweimal die Woche zum Einkaufen gehen,	_Hilfsmittel:_ _Rollator, Prothese oben und unten_

Beschreiben der Maßnahmen im Frühdienst

Uhrzeit	SGB V	SGB XI	Evaluation	Datum, Hz.

Beschreiben der Maßnahmen im Mittagsdienst/Nachmittagsdienst

	SGB V	SGB XI	Evaluation	Datum, Hz.
_ca. 11:30_		_Mittagessen täglich_		
_ca. 14:30-16.00_		_Zum Einkaufen abholen (Montag und Freitag)_		

Beschreiben der Maßnahmen im Abenddienst

	SGB V	SGB XI	Evaluation	Datum, Hz.
	Medikamentengabe, Eingabe überwachen			

6 FORMULIERUNGSHILFEN ZUR ERHALTUNG UND FÖRDERUNG DER MOBILITÄT

Mit der neuen Pflegedokumentation wird sich die Pflegeplanung grundlegend ändern. Deshalb haben wir Ihnen gerade im vorhergehenden Kapitel die SIS und die Maßnahmenplanung schon einmal vorgestellt. Doch bis die neue Pflegedokumentation wirklich greift, bleibt die Pflegeplanung noch eine Weile in Kraft. Deshalb haben wir uns entschieden, in diesem Buch zum Expertenstandard noch einmal die Pflegeplanung in alter Form anschaulich zu präsentieren. Sie wissen natürlich, dass Sie in der Pflegeplanung alle wichtigen Informationen eintragen müssen, doch oft fehlt Ihnen einfach die Zeit, um schnell und eindeutig zu formulieren. Die folgenden Formulierungshilfen sollen Ihnen daher als Impulse für eigene, individuell an den Pflegebedürftigen angepasste Formulierungen dienen.

Jede Pflegeplanung teilt sich in die Bereiche Probleme, Ressourcen, Ziele und Maßnahmen und genauso gehen wir im Folgenden vor, um Ihnen beispielhafte Formulierungen zu geben.

6.1 Formulierungshilfen bei Problemen

Sitzstabilität/Sitzposition
- Herr Z. kann weder an der Bettkante noch auf einem Stuhl sicher sitzen.
- Bei Frau E. ist die Rumpfkontrolle im Sitzen nicht mehr vorhanden.
- Frau P. kann ohne Unterstützung nicht für längere Zeit im Stuhl sitzen.
- Frau C. kann ihren Oberkörper nicht allein aufrichten.
- Herr P. kann nur kurze Zeit im Rollstuhl sitzen, da ihm schwindelig wird.
- Frau S. kippt beim Sitzen zur rechten Seite.

Positionswechsel
- Frau E. kann sich im Bett nicht mehr von einer Seite zur anderen drehen.
- Herr B. kann sich nicht allein von der Rückenlage im Bett in die Sitzposition aufrichten.
- Frau W. kann sich im Liegen nur mit Hilfe umdrehen.
- Frau L. kann im Liegen keine Mikrobewegungen durchführen.
- Herr M. kann auch im Sitzen keine Mikrobewegungen durchführen.

Gleichgewicht

- Frau V. kann sich nicht allein aus der sitzenden Position zum Stehen aufrichten und dabei das Gleichgewicht halten.
- Herr D. kann beim Stehen sein Gleichgewicht nicht mehr halten.
- Herr Z. kann nur aus dem Stuhl aufstehen, wenn er sich abstützen kann.
- Frau O. kann beim Gehen nicht frei stehen oder ihr Gleichgewicht halten.

Mobilisation/Transfers

- Frau G. kann sich nicht allein vom Bett in den Rollstuhl setzen.
- Frau L. kann sich nicht allein vom Rollstuhl in den Sessel setzen.
- Herr J. kann sich nicht allein vom Bett auf den Toilettenstuhl setzen.
- Für Herrn U. ist es beschwerlich, aus dem Stuhl aufzustehen.
- Frau Z. sitzt im Rollstuhl und kann nur mit Hilfe aufstehen, sagt aber nicht Bescheid, wenn Sie Hilfe braucht.
- Herr M. lässt sich ungern in den Rollstuhl mobilisieren, da er befürchtet, dass er den ganzen Tag im Rollstuhl verbringen muss.
- Frau N. fühlt sich abhängig von anderen und versucht, selbst aufzustehen und zu gehen.
- Herr Ä. lässt sich nicht gern mobilisieren, da die Sitzgelegenheit unbequem ist.
- Herr Ö. lässt sich ungern in den Rollstuhl mobilisieren, da seine individuellen Bedürfnisse (z. B. Zeitdauer der Mobilisation) nicht immer berücksichtig werden.
- Herr T. lässt ungern Transfers von Bett in den Rollstuhl zu, da nicht immer die gleichen Transfertechniken durchgeführt werden.

Fortbewegen

- Frau A. kann aufgrund von Arthrose in beiden Kniegelenken nur kurze Strecken gehen.
- Frau R. kann nur kurze Strecken gehen. Sie ist oft wütend, da sie nicht mehr so kann, wie sie möchte.
- Herr G. kann nur noch wenige Schritte gehen.
- Herr N. hat einen schlurfenden Gang und kann beim Gehen die Füße nicht hochheben.
- Frau H. hat Angst vor dem Treppensteigen.
- Frau J. geht nicht mehr allein die Treppe hinauf und hinunter. Sie hat Angst, dass ihre Kräfte sie verlassen.

- Herr E. kann nur mit Hilfe Treppensteigen.
- Herr W. traut sich allein nicht mehr auf die Toilette, wenn der Rollator nicht griffbereit steht.

6.2 Formulierungshilfen bei den Ressourcen

- Frau W. kann im Liegen kleine Positionswechsel selbst vornehmen.
- Herr E. kann sich selber langsam im Bett von einer Seite zur anderen drehen.
- Frau Q. kann im Bett liegend die Beine aufstellen.
- Frau G. hilft beim Umdrehen im Bett mit, indem sie die Beine aufstellt.
- Herr C. kann beim Stehen das Gleichgewicht halten.
- Frau V. kann mindestens zehn Sekunden frei stehen.
- Herr W. kann beim Gehen das Gleichgewicht halten.
- Herr A. kann mit Rollator kleine Strecken gehen.
- Frau Ä. kann mit Rollator und Hilfe bis in den Speisesaal gehen.
- Frau A. kann auf ebener Strecke mindestens fünf Meter am Stück gehen.
- Herr P. kann zum Transfer den Oberkörper aufrichten.
- Bei Frau Z. besteht Rumpfkontrolle im Sitzen.
- Herr L. kann zwei Stunden im Rollstuhl sitzen.
- Herr W. kann beim Gehen das Gleichgewicht halten.
- Herr S. kann mit Unterstützung der KG einen Treppenabsatz hinauf oder hinunter steigen.
- Frau G. kann mit dem Rollator im Zimmer gehen.
- Herr K. bewegt sich mit dem Rollator auf dem Wohnbereich selbstständig fort.
- Frau Z. geht gern zur Sitzgymnastik.
- Herr U. geht mit dem Besuchsdienst spazieren.
- Herr J. führt selbstständig Bewegungsübungen mit dem Fußtrainer durch.
- Herr F. kann seinen Rollstuhl im Zimmer selbst fortbewegen.
- Frau A. führt Qi Gong-Übungen im Sitzen selbstständig durch.
- Frau U. übt dreimal täglich mit ihren Angehörigen den eingeübten Transfer vom Bett zum Rollstuhl.
- Frau L. kann aus dem Stuhl aufstehen, ohne ihre Arme zu Hilfe zu nehmen.
- Frau W. geht Montag und Freitag gern zu Aktivitäten wie Sitzgymnastik oder Sturzprävention.

- Die Tochter von Frau S. kommt jeden Nachmittag und geht mit ihrer Mutter zum Friedhof.
- Der Sohn von Frau K. kommt einmal die Woche und geht mit seiner Mutter in die Stadt ins Café.
- Herr K. geht im Garten gern spazieren, benötigt dazu seinen Gehstock.
- Frau Ä. geht jeden Tag nach dem Mittagessen eine große Runde um die Kirche.

6.3   Formulierungshilfen für Ziele

- Kann sich weiterhin selbstständig fortbewegen.
- Kann stundenweise in den Rollstuhl mobilisiert werden.
- Selbstständiger Positionswechsel im Pflegebett ohne fremde Hilfe.
- Vermeidung von Isolation und Einsamkeit.
- Eigenständiges Verlassen des Bettes.
- Eigenständige Verlagerung des Körpergewichtes von einer Körperseite auf die andere.
- Selbstständiges Gehen im Zimmer mit Hilfsmittel.
- Vermeidung von Folgeerkrankungen, wie z. B. Dekubitus, Kontrakturen, Pneumonie.
- Steigerung des Selbstwertgefühls.
- Erhaltung der Gehfähigkeit.
- Selbstständige Fortbewegung über kurze Strecken (z. B. Wohnräume).
- Eigenständiger Transfer von Bett zu Rollstuhl.
- Eigenständiges Umsetzen vom Rollstuhl auf die Toilette.
- Eigenständiges Umsetzen vom Bett in den Nachtstuhl.
- Kurzzeitiges Stehen mit Festhalten für ca. zehn Sekunden.
- Selbstständiges Halten einer aufrechten Sitzposition.
- Vermeidung von Gelenksschäden auf Grund von Immobilität.
- Erhöhung der Bewegungskompetenz.
- Förderung der Wahrnehmung und Orientierung.
- Selbstständiges Gehen (bis zu 20 Meter) mit dem Rollator.
- Soll bis zum … zur Körperpflege ins Bad gehen.
- Soll bis zum … zu den Toilettengängen ins Bad gehen.
- Soll bis zum … im Rollstuhl die Mahlzeiten im Speisesaal einnehmen.

6.4   Formulierungshilfen für Maßnahmen

- Aktuelle Einschätzung der vorhandenen Mobilität.
- Frau K. mithilfe des Rollators und einer Pflegekraft am Morgen ins Bad begleiten, um dort die Grundpflege durchzuführen.
- Herrn U. zu den Mahlzeiten beim Transfer vom Bett in den Rollstuhl unterstützen und zum Speisesaal fahren.
- Frau X. zu den Toilettengängen mithilfe des Rollators und einer Pflegekraft ins Bad begleiten.
- Die letzten drei Schritte vom Rollstuhl zum Bett geht Herr I. unterstützt durch die Pflegekraft.
- Aktive Bewegungen von Frau L. bei der Körperpflege fördern und unterstützen.
- Anleitung und Unterstützung beim Transfer vom Bett in den Rollstuhl.
- Motivation zum selbstständigen Gehen.
- Gehtraining auf dem Flur.
- Aufstehübungen 3x tgl.
- Gehtraining auf dem Flur 3x tgl.
- Transfertraining (Rücken-, Seitenlage, Sitz, Stand)
- Gehübungen 2x tgl. zur Muskelkräftigung
- 2x tgl. zu isometrischen Übungen anleiten (Stärkung der Muskulatur).
- 3x pro Woche Übungen zur Stärkung der Muskulatur mit Übungsbändern aus Gummi.
- 3x pro Woche Übungen zur Stärkung der Muskulatur mit Gummi, Gewichten durchführen.
- 2x pro Woche Teilnahme am Sitztanz.
- 2x pro Woche Krankengymnastik.
- Verbale Anleitung und Vorführung im Umgang mit Hilfsmitteln (Rollator).
- Anleitung und Unterstützung beim Transfer vom Bett auf den Nachtstuhl.
- Anleitung und Unterstützung beim Transfer vom Rollstuhl zum Sessel.
- 3x tgl. Transfer vom Bett zum Rollstuhl üben.
- 3x tgl. langsam an eine aufrechte Körperhaltung im Bett gewöhnen (langsames Anheben des Kopfteils, vorher RR messen).
- 4x tgl. im Bett aufsetzen und einige Minuten in der aufrechten Oberkörperhaltung verbleiben lassen (vorher RR messen).
- 4x tgl. an den Bettrand setzen (zeitlich nach Befinden, RR vorher messen).

- In den Lehnstuhl mobilisieren (Rufglocke erreichbar, evtl. Brille, Getränk, Buch oder Taschentuch in Reichweite legen).
- Herrn Z. erinnern, dass er den Rollator benutzt,
- Zu Aktivitäten bringen (Gymnastik).
- An Aktivitäten/Beschäftigungen erinnern.
- Zur Sitzgymnastik motivieren.
- Krankengymnastik (Montag und Donnerstagvormittag)
- Auf Einsatz von individuell angepassten Hilfsmittel achten.
- Herrn M. am Nachmittag zum Spaziergang fertigmachen, Tochter holt ihn ab.
- Angehörige über den aktuellen Mobilitätsstatus informieren.
- Zu den Bewegungsübungen begleiten/bringen (Sitzgymnastik, Balanceübungen).
- 2x pro Woche zur Teilnahme an der Sitzgymnastik motivieren.
- 2x tgl. Wahrnehmungsförderung durch Basale Stimulation.
- 3x tgl. Mobilisation in den Querbettsitz.
- 3x täglich Stehübungen durchführen.
- 2x tgl. Übungen mit dem Bettfahrrad.
- 2x tgl. Übungen für die Arme mit Gewichten zur Kräftigung der Armmuskulatur.
- Teilnahme am Qi Gong 1x pro Woche.
- Beratung/Information zu mobilitätseinschränkenden Umgebungsfaktoren, wie z.B. hohe Türschwellen, rutschige Böden, fehlende Haltegriffe, schlechte Beleuchtung.
- Beratung/Information zur mobilitätsfördernden Wohnungsanpassung, wie z.B. Anordnung der Möbel im Zimmer, Beleuchtung, Hilfsmittelausstattung
- Kontakt zur Wohnberatungsstellen herstellen.
- Umstellen der Möbel im Zimmer, sodass eigenständiges Gehen möglich wird.
- Haltemöglichkeiten und Sitzgelegenheiten zum Ausruhen im Zimmer einrichten.
- Gezielte Anleitungen, Schulungen der Angehörigen nach § 45 SGB XI zur Erhaltung und Förderung der Mobilität: Einüben von Transfers, Unterstützung beim Gehen.
- Besuchsdienst begleitet Herr U. 1x pro Woche beim Spazierengehen.
- Kontakte herstellen zur Seniorengymnastik in der Gemeinde.

7 FORMULIERUNGSHILFEN FÜR DIE PFLEGEPLANUNG

Die folgenden Formulierungshilfen für die Pflegeplanung basieren auf der Ihnen bekannte Struktur der Pflegeplanung mit der Darstellung der Probleme, Ressourcen, Ziele und Maßnahmen.

Praxistipp

Auch in der bisherigen Pflegeplanungspraxis integrieren Sie die pflege- und betreuungsrelevanten biografische Daten des Pflegebedürftigen. Diese Daten können Sie jetzt schon für das Strukturmodell und die Maßnahmenplanung oder eine Tagesstruktur verwenden.

7.1   Frau K. möchte gern besser und mehr gehen können

Frau F. ist 85 Jahre alt. Sie lebt seit einem Monat im Pflegeheim. Zuvor wohnte sie zu Hause und wurde durch einen Pflegedienst betreut. Frau F. konnte sich zu Hause mit dem Rollator in der Wohnung fortbewegen. »Ich habe sogar noch meine geliebten Spaziergänge ums Haus machen können. Die Gespräche mit den Nachbarn vermisse ich sehr. Tagsüber habe ich mich zwischendurch zum Ausruhen in den Fernsehsessel gesetzt. Doch meine Beweglichkeit ist durch die Arthrose in den Kniegelenken eingeschränkt. Ich fühle mich selbst zunehmend bettlägerig, kann nicht mehr allein aufstehen oder gehen. Das Stehen fällt mir immer schwerer und ist allein gar nicht mehr möglich. Tagsüber sitze ich im Rollstuhl, das kostet aber sehr viel Kraft und ist anstrengend, weil der Rollstuhl so schwer zu bewegen ist. Mir ist oft langweilig und wenn ich längere Zeit im Rollstuhl sitze, werde ich müde.«

	Pflegeprobleme	Ressourcen	Ziele	Maßnahmen
Bewegung	• Eingeschränkte Beweglichkeit durch Kniegelenksarthrose • Kann nicht allein aufstehen, gehen, stehen • Langes Sitzen im Rollstuhl strengt an und macht müde • Rollstuhl ist schwer fortzubewegen	• Mag Spaziergänge • Unterhält sich gern • Vermisst ihre Nachbarn • Kann mit Hilfe stehen und einige Schritte gehen • Sitzt tagsüber im Rollstuhl	• Erhaltung der Gehfähigkeit bzw. Steigerung • Vermeidung von Isolation und Einsamkeit	• Einschätzung des aktuellen Mobilitätsstatus • Gehübungen bei der Körperpflege und beim Transfer • Nach dem Frühstück zur Sitzgymnastik bringen • Fragen ob sie sich zum Mittagschlaf hinlegen möchte (Gehübung zum Sofa) • Bekommt KG Dienstag- und Donnerstagnachmittag • Hilfsmittel anpassen (z. B. leichterer Rollstuhl)

7.2 Herr P. möchte auch weiterhin gehen können

Herr P. ist 80 Jahre alt und lebt seit einem Jahr im Pflegeheim. »Nach mehreren Hüftoperationen bin ich zu Hause immer weniger gelaufen. Zum Schluss fühlte ich mich immer schwächer und wusste nicht mehr, wie es weitergehen sollte. Daher bin ich in ein Pflegeheim gezogen.« Herr P. kann nur mithilfe einer Pflegekraft aufstehen. Bei den Transfers wirkt er unsicher. Er kann mit Hilfe wenige Schritte gehen. Herr P. sagt: »Ich habe oft das Gefühl, das meine Kraft in den Beinen plötzlich nachlassen könnte. Deshalb nutze ich auch meinen Rollator nicht zum Gehen.« Derzeit wird er zur Morgenpflege oder den Toilettengängen mobilisiert. Die Mahlzeiten nimmt er teilweise im Bett ein. Herr P. sagt: »Ich bin sehr deprimiert, dass ich nur noch so wenig gehen kann.«

	Pflegeprobleme	Ressourcen	Ziele	Maßnahmen
Bewegung	• Beeinträchtigung der Mobilität durch Hüftoperationen • Eingeschränkte Gehfähigkeit • Gefühl nachlassender Kraft in den Beinen nutzt deshalb nicht den Rollator • Niedergeschlagenheit über seine Situation	• Kann mit Hilfe aufstehen und wenige Schritte gehen • Kann seine Situation schildern und seine Bedürfnisse äußern • Möchte wieder sicher gehen können mit Rollator • Nimmt gerne die Kraftübungen an	• Kann weiterhin gehen und nutzt seinen Rollator • Erhöhung der Bewegungskompetenz • Steigerung des Selbstwertgefühls	• Einschätzung des aktuellen Mobilitätsstatus • Bewegungsübung bei der Körperpflege und bei den Transfers (geht mit Hilfe und Rollator in die Nasszelle) • Begleiten mit Hilfe und Rollator in den Speisesaal • Übungen 2x täglich am Vormittag und am Nachmittag mit Gewichten und Bettfahrrad • Beratung über Mobilisationsförderung und Erhaltung

7.3   Frau G. möchte weiterhin mit dem Rollator gehen

Frau G. lebt seit vier Monaten im Seniorenpflegeheim. Sie ist gerade 80 Jahre alt geworden und es fiel ihr schwer, ihr Haus aufzugeben und sich im Pflegeheim einzugewöhnen. »Mir fehlen die Kontakte zu den Nachbarn und der Besuch der Kirche. Früher kam immer ein Bekannter mit in den Stadtpark und wir sind spazieren gegangen. Aber jetzt, durch die Schwäche und die Osteoporose, fällt mir das Gehen immer schwerer. Deshalb vermeide ich längere Wege.« Frau G ist mit dem Rollator mobil. Den Transfer vom Bett kann sie mit Mühe noch selbst ausführen – »Aber ich habe Angst, dass ich hinfalle. Ich möchte bloß keinem zur Last fallen und versuche deshalb, alles ohne fremde Hilfe zu bewältigen. Außerdem werde ich immer fauler. Dabei tut mir das Ausruhen im Sessel gar nicht gut. Auch meine Kraft lässt langsam nach.«

	Pflegeprobleme	Ressourcen	Ziele	Maßnahmen
Bewegung	• Hat Angst vor Stürzen • Möchte anderen nicht zur Last fallen • Vermeidung längerer Gehstrecken	• Nimmt ihren Rollator zum Gehen • Geht gern zum Gottesdienst im Haus • Mag Spaziergänge z. B. in den Stadtpark	• Kann weiterhin selbstständig mit dem Rollator gehen • Bewegungskompetenz fördern	• Einschätzung des aktuellen Mobilitätsstatus • Über Aktivitäten z. B. Gymnastik informieren • Begleitung zum Spaziergang anbieten • Über Gottesdienste im Haus informieren • Besuchsdienst kommt einmal die Woche Donnerstag und geht mit BW spazieren • Kontakte zu Nachbarn und Bekannten fördern

7.4 Herr R. möchte nicht noch immobiler werden

Herr R. (78) ist geistig rege. Er lebt mit seiner 82-jährigen Ehefrau in einer 3-Zimmerwohung. Nach mehreren Hüftoperationen ist er in seiner Mobilität eingeschränkt. Aus dem Bett kann er noch selbst mit Unterstützung der Ehefrau aufstehen. Er bewegt sich in seiner Wohnung mit dem Rollstuhl fort, obwohl er mit dem Rollator gehen könnte. Der Weg zur Toilette ist aber lang – das strengt ihn vor allem in der Nacht sehr an. »Ich fühle mich beim Gehen zunehmend unsicher und nutze deshalb auch den Rollator kaum noch. Aber meine Ehefrau möchte ich nicht noch mehr belasten – sie muss mir ja neben dem Haushalt sowieso schon oft im Alltag helfen.« Die Mitarbeiter der Sozialstation unterstützen Herrn G. am Morgen und am Abend beim Waschen und An- und Auskleiden. Herr G. hat Angst immobil zu werden – er macht sich darüber viele Gedanken. »Ich möchte meine Frau nicht beunruhigen – deshalb vertraue ich mich Ihnen an. Sie sind ja von der Sozialstation und hören das sicherlich nicht zum ersten Mal.«

	Pflegeprobleme	Ressourcen	Ziele	Maßnahmen
Bewegung	• Z. n. mehreren Hüftoperationen • Gefühl der Unsicherheit beim Gehen – nutz kaum noch den Rollator • Langer Weg zur Toilette • Angst vor weiterem Verlust der Mobilität, möchte Ehefrau nicht belasten	• Könnte mit dem Rollator gehen • Kann mit Unterstützung der Ehefrau aufstehen • Kann sich auch mit dem Rollstuhl fortbewegen	• Benutzt wieder seinen Rollator • Gehunsicherheit vermindern • Bewegungskompetenz fördern	• Einschätzung des aktuellen Mobilitätsstatus • Beratung über Mobilisationsförderung und Erhaltung sowie Hilfsmittel (Urinflasche/Nachtstuhl) • Rezept über Krankengymnastik anfordern • Anleiten der Ehefrau zu Gymnastikübungen mit ihrem Mann • Kontakte zur Besuchsdienst der Gemeinde herstellen

7.5 Mutter und Tochter sind unsicher in Fragen der Mobilität

Frau L. (80) ist geistig rege. Sie lebt in der Familie ihrer Tochter. Die Betreuung und Pflege wird hauptsächlich von ihrer Tochter übernommen. Frau L. liegt vorwiegend im Bett, kann sich auch noch selbst umdrehen. Mit Hilfe kann Frau L. aufstehen und mit dem Rollator gehen. Die Tochter arbeitet 20 Stunden in der Woche und fühlt sich durch die Pflege der Mutter belastet. Daher kommt zweimal täglich der ambulante Pflegedienst ins Haus. Frau L. und der Mitarbeiter des Pflegedienstes kommen ins Gespräch. Frau L. meint: »Ist doch gut, dass ich im Bett liege. Dann muss mir keiner beim Gehen helfen. Meine Tochter hat doch sowieso so viel zu tun.« Die Tochter kommt zum Gespräch hinzu und sagt: »Ich weiß nicht, wie ich meiner Mutter aus dem Bett helfen soll. Ich will ihr ja nicht wehtun und im Zimmer hat sie alles, was sie braucht: Telefon, Radio, Fernseher. Sie kann ja auch jederzeit nach mir oder den Kindern rufen.«

	Pflegeprobleme	Ressourcen	Ziele	Maßnahmen
Bewegung	• Frau L. möchte ihrer Tochter nicht zur Last fallen (konkret: Gehen, Transfer aus dem Bett) • Tochter fühlt sich unsicher beim Transfer aus dem Bett	• Frau L. könnte mit Hilfe gehen • Frau L. kann sich im Bett selbst umdrehen • Frau L. kann ihre Wünsche und Bedürfnisse noch äußern	• Gehfähigkeit ist weiterhin erhalten • Bewegungskompetenz fördern	• Einschätzung des aktuellen Mobilitätsstatus • Beratung über Mobilisationsförderung- und Erhaltung • Rezept über Krankengymnastik anfordern • Anleiten der Tochter zum Transfer und Unterstützung beim Gehen • Über Niedrigschwellige Angebote informieren

7.6 Herr S. will das Alter und die Einschränkungen eher akzeptieren als Hilfe zu suchen

Herr S. (75 Jahre) ist in der Vergangenheit mehrmals gestürzt. Zuletzt zog er sich dabei eine Oberschenkelhalsfraktur rechts zu, die operativ behandelt werden musste. Ferner bestehen bei Herrn S. Polyarthrosen. Herr S. erzählt: »Schon vor dem schweren Sturz war mir beim Gehen oft schwindelig. Aber ich habe nichts darauf gegeben und niemandem etwas gesagt.«

Noch kann er sich mit dem Rollator in seinem Zimmer allein fortbewegen. Das Aufstehen aus der Sitz- und Liegeposition gelingt ihm aber nur mit Abstützen und nach mehreren Anläufen. »Na, ja im Alter wird man halt schwach und gebrechlich«, sagt Herr S. »Man muss die Zähne zusammenbeißen. Dabei habe ich mich immer gern bewegt und hier im Haus an den Angeboten wie z. B. dem Sitztanz oder der Gymnastik teilgenommen. Da kommt man ja mal aus dem Zimmer raus.« Bei längeren Gehstrecken fühlt sich Herr S. unsicher, z. B. beim Weg zum Garten oder zur Gymnastik. »Ich will aber keinen vom Pflegepersonal rufen – lieber bleibe ich im Zimmer sitzen. So ist das halt im Alter: Die Wege werden kürzer und die Tage immer länger. Damit muss ich mich wohl abfinden.«

	Pflegeprobleme	Ressourcen	Ziele	Maßnahmen
Bewegung	• BW hat Schwindelgefühle beim Gehen, • fühlt sich unsicher bei längeren Gehstrecken – nimmt deshalb nicht an Aktivitäten teil • Glaubt im Alter werde alles weniger (Bewegungsradius wird immer kürzer)	• Hat sich immer gern bewegt und an den Angeboten des Hauses teilgenommen • Kann sich im Zimmer mit Rollator fortbewegen • Kann seine Situation schildern	• Nimmt wieder an den Angeboten teil • Nimmt Hilfe an • Bewegungskompetenz fördern	• Einschätzung des aktuellen Mobilitätsstatus • Beratung über Mobilisationsförderung- und Erhaltung • Motivieren Hilfe anzunehmen • Spaziergänge anbieten • Zu Aktivitäten begleiten und informieren

LITERATUR

Beikirch, E. & Roes, M. (2014). Projekt »Praktische Anwendung des Strukturmodells – Effizienzsteigerung der Pflegedokumentation in der ambulanten und stationären Langzeitpflege« – Abschlussbericht. Berlin/Witten

Berger, B., Hennings, D. (2014). Mehr Mut zur Bewegung. In. Heilberufe/ Das Pflegemagazin 2014;66 (7-8), S. 10 ff. Im Internet: www.heilberufe. de/pflegekolleg/hb/artikel/hb_2014_07-08_20_artikel.pdf [Zugriff am 01.06.2015]

Bundesministerium für Gesundheit (2015). Handlungsanleitung (Version 1.1) zur praktischen Anwendung des Strukturmodells (ambulant/stationär) zur integrierten Strukturierten Informationssammlung (SIS) mit der Matrix zur Risikoeinschätzung der Maßnahmenplanung und der Evaluation sowie mit Hinweisen zum Handlungsbedarf auf der betrieblichen Ebene. Berlin, S. 8 Im Internet: http://patientenbeauftragter.de/images/ dokumente_version11/Handlungsanleitung_zum_neuen_Strukturmodell_11.pdf

Der Beauftragte der Bundesregierung für die Belange der Patientinnen und Patienten sowie Bevollmächtigter für Pflege (2015). Informations- und Schulungsunterlagen für Multiplikatoren/innen der Verbände und der Prüfinstanzen, Informations- und Schulungsunterlagen für Pflegeeinrichtungen und Multiplikatoren/innen zur Einführung des Strukturmodells in der ambulanten und stationären Langzeitpflege (Version 1.0). Berlin: Zugriff am 19.07.2015 unter

Deutsches Netzwerk für Qualitätsentwicklung in der Pflege (DNQP) (2014): Expertenstandard nach 113a SGB XI Erhaltung und Förderung der Mobilität in der Pflege. Abschlussbericht 13. Juni 2014,. Osnabrück: Hochschule Osnabrück. Zugriff am 01.05.2015 unter http://www.mds-ev.de/ media/pdf/Expertenstandard_Mobilitaet_Abschlussbericht_Entwurf_ Juni_2014.pdf

Hochschule Osnabrück & Deutsches Netzwerk für Qualitätsentwicklung in der Pflege (DNQP) (2014). Arbeitsunterlagen zur Fachkonferenz zum Expertenstandard nach § 113 a SGB XI, Thema: Erhaltung und Förderung der Mobilität in der Pflege. Osnabrück. Im Internet: www.mds-ev.de/media/ pdf/Pflege_Expertenstandard_Mobilitaet_Entwurf_3-2014.pdf

Medizinischer Dienst des Spitzenverbandes Bund der Krankenkassen e.V. (Hrsg.) (2005): Grundsatzstellungnahme Pflegeprozess und Dokumentation. Handlungsempfehlungen zur Professionalisierung und Qualitätssicherung in der Pflege. Essen: o.V.

Medizinischer Dienst des Spitzenverbandes Bund der Krankenkassen e.V. (2014a). Qualitätsprüfungs-Richtlinien – Transparenzvereinbarungen, Grundlagen der Qualitätsprüfungen nach dem §§ 114 ff SGB XI in der stationären Pflege, Essen, Berlin.

Medizinischer Dienst des Spitzenverbandes Bund der Krankenkassen e.V. (2014b). Qualitätsprüfungs-Richtlinien – Transparenzvereinbarungen, Grundlagen der Qualitätsprüfungen nach dem §§ 114 ff SGB XI in der ambulanten Pflege, Essen, Berlin

Schleper, H. (2014). Viele Heimbewohner büßen in den ersten Monaten an Mobilität ein. Im Internet: www.wiso.hs-osnabrueck.de/2763+M5658dcf38f2.html

REGISTER

Anleitung 27

Beratung 27
Beratungsansätze 30
Beratungsgespräche 27
Berichteblatt 46
Bewegungsabläufe 35
Bewegungseinschränkungen 19
Bewegungsübungen 35

Einrichtung 32
Einschätzung, kriteriengeleitete 17
Einschätzungsinstrumente 18
Entbürokratisierung 41
Evaluation 46
Expertenstandard 16

Fitness 35
Formulierungshilfen 53
Fortbewegen 54

Gleichgewicht 54

Information 27

Kommunikation 30

Maßnahmen 57
–, Evaluation 35
Maßnahmenplan 27
Maßnahmenplanung 24
–, individuelle 45
–, tagesstrukturierte 49, 51
Mobilisation 54

Mobilität 5, 8, 12
–, Einflussfaktoren 18
–, Erhaltung 11
–, im Alter 9
–, Status 18
Mobilitätseinschätzung 16, 21
Mobilitätsförderung 24

PESR-Schema 38
Pflegedokumentation 6, 41
Pflegeplanung 59
Pflegeplanung konkret – so geht's 38
Pflegequalität 13
Positionswechsel 53
Probleme 53

Qualitätsmanagementhandbuch 26
Qualitätsprüfungs-Richtlinien 13

Ressourcen 55
Risikoeinschätzung 45

SIS, Aufbau 42
SIS, Themenfelder 43
Sitzstabilität/Sitzposition 53
Strukturierte Informations-
sammlung 41

Transfers 35, 54
Transparenzkriterien 13

Ziele 56